Sarra Ben Rejeb
Jasser Yaacoubi

Brotamento tumoral no adenocarcinoma pancreático primário

Sarra Ben Rejeb
Jasser Yaacoubi

Brotamento tumoral no adenocarcinoma pancreático primário

Análise em imagens digitais

ScienciaScripts

Cover image: www.ingimage.com

This book is a translation from the original published under ISBN 978-613-9-52530-0.

Publisher:
Sciencia Scripts
is a trademark of
Dodo Books Indian Ocean Ltd. and OmniScriptum S.R.L publishing group

120 High Road, East Finchley, London, N2 9ED, United Kingdom
Str. Armeneasca 28/1, office 1, Chisinau MD-2012, Republic of Moldova, Europe
Managing Directors: Ieva Konstantinova, Victoria Ursu
info@omniscriptum.com

Printed at: see last page
ISBN: 978-620-8-63473-5

ÍNDICE

INTRODUÇÃO 5
MÉTODOS 8
1. Apresentação do trabalho: 9
2. População estudada: 9
2.1. Critérios de inclusão: 9
2.2. Critérios de não inclusão: 9
2.3. Critérios de exclusão: 9
3. Coleta de dados clínicos: 9
4. Coleta de dados anatomopatológicos: 10
5. Coleta de dados em evolução: 10
6. Estudo da brotação tumoral: 10
6.1. Estudo morfológico: 10
6.2. Estudo por inteligência artificial: 11
6.3. Classificação de brotamento tumoral: 15
7. Estudo estatístico: 15
RESULTADOS 16
1. Estudo descritivo: 17
1.1. Idade: 17
1.2. Gênero: 17
1.3. Hábitos: 18
1.4. Circunstâncias da descoberta: 18
1.5. Dados de imagem: 19
1.6. Decisões terapêuticas: 19
1.7. Dados anatomopatológicos: 20
1.7.1. Tipo de amostras. 20
1.7.2. Dados macroscópicos. 20

1.7.3. Dados microscópicos. 21
1.8. Estudo de brotamento de tumor: 21
1.8.1. Estudo pelo método morfológico: 21
1.8.2. Estudo pelo software QUPATH: 24
1.9. Dados evolutivos: 24
1.9.1. Complicações pós-operatórias: 24
1.9.2. Previsão: 24
2. Estudo analítico: 25
2.1. Comparação de brotamento por método morfológico/inteligência artificial .25
2.2. Associação da brotação tumoral morfológica com parâmetros clínicos e histológicos 25
2.3. Estudo de sobrevivência 26
2.3.1. Recorrência local 27
2.3.2. Recorrência metastática 28
2.3.3. Mortes: 30
DISCUSSÃO 32
1. Resumo dos principais resultados: 33
2. Pontos fortes e limitações: 33
3. Estudo anatomopatológico: 34
3.1. Estudo sobre o brotamento do tumor: 34
3.1.1. Conceito de brotamento de tumor: 34
3.1.2. Abordagem morfológica: 35
3.1.3. Análise no software QUPATH: 36
3.1.4. Valor prognóstico da brotação tumoral: 39
3.1.5. Implicações terapêuticas: 40
3.2. Outros dados anatomopatológicos: 41
3.2.1. Tipo histológico: 41
3.2.2. Grau histológico: 42
3.2.3. Subtipos histológicos: 42
3.2.4. Êmbolos vasculares e bainhas perineurais: 43
3.2.5. Estadiamento pTNM: 43

3.2.6. Qualidade de excisão: 44

4. Dados epidemiológicos, clínicos e radiológicos do câncer de pâncreas: 44

4.1. Idade: 44

4.2. Gênero: 45

4.3. Hábitos: 45

4.4. Circunstâncias da descoberta: 46

4.5. Dados de imagem: 46

4.6. Decisão terapêutica: 47

4.6.1. Cirurgia 47

4.6.2. Quimioterapia 48

4.7. Evolução pós-operatória e prognóstico: 48

4.7.1. Evolução pós-operatória 48

4.7.2. Previsão 49

CONCLUSÕES 51

REFERÊNCIAS 55

ANEXOS 64

INTRODUÇÃO

O câncer de pâncreas é o 10º câncer mais comum e a 7ª principal causa de morte por câncer no mundo [1].

Histologicamente, o adenocarcinoma ductal representa 90% dos tumores malignos do pâncreas e é caracterizado por um prognóstico ruim devido ao diagnóstico frequentemente tardio, com uma taxa de sobrevida global de 5 anos, todos os estágios combinados, não excedendo 10% [2].

A cirurgia em estágio inicial é a única alternativa potencialmente curável. Entretanto, mesmo no caso de cirurgia completa do câncer (R0), a recorrência do tumor é observada em aproximadamente 70 a 90% dos casos em dois anos [3,4]. Portanto, a ressecabilidade continua sendo o fator determinante no tratamento do câncer de pâncreas.

Entretanto, muitos outros parâmetros histológicos condicionam o prognóstico; incluindo: tipo histológico, grau histológico, êmbolos vasculares, revestimento perineural, extensão locorregional, envolvimento dos linfonodos e qualidade da excisão cirúrgica. Esses parâmetros são atualmente bem reconhecidos como fatores prognósticos independentes que predizem a agressividade do tumor, recorrência local e metástases à distância [5].

Entretanto, esses critérios agora parecem insuficientes para prever a progressão do câncer de pâncreas, uma vez que a maioria dos pacientes com câncer de pâncreas desenvolve recorrência local após cirurgia ou resistência terapêutica.

Neste contexto, a identificação dos mecanismos fisiopatológicos envolvidos na agressividade tumoral tornou-se um grande desafio. Dentre esses critérios histológicos, o fenômeno da transição epitélio-mesenquimal (TEM) parece estar associado à agressividade tumoral e à quimiorresistência dos carcinomas por meio de aquisições, ao nível das células do carcinoma, de propriedades mesenquimais conferindo a essas células um poder de invasão e extensão à distância [6].

Do ponto de vista anatomopatológico, está atualmente bem estabelecido que a brotamento tumoral (TB) é um fator histoprognóstico independente cuja tradução histológica é determinada pela brotamento tumoral na forma de células isoladas ou aglomerados de menos de 5 células [7].

Desde sua primeira descrição em 1960, a brotação tumoral tem se beneficiado como um novo fator histoprognóstico por meio de vários estudos [6,8]. De fato, nos cânceres colorretais, a BT é um fator preditivo de embolia linfática, metástases nos linfonodos, recorrência e morte em 5 anos, independentemente do estágio [9,10].

Entretanto, no câncer de pâncreas, embora o impacto prognóstico da BT tenha sido sugerido por vários estudos [6,8], esse parâmetro histológico ainda não é sistematicamente levado em consideração na prática atual, provavelmente devido à ausência de recomendações precisas sobre a metodologia e os sistemas de quantificação, por um lado, e a um cálculo relativamente difícil, demorado e pouco reprodutível em cortes histológicos padrão, por outro lado.

É neste contexto que o uso da inteligência artificial (IA) aplicada à anatomia patológica constitui uma alternativa promissora.

Daí o interesse deste trabalho, cujos objetivos foram:

- Cálculo do escore de brotamento tumoral em adenocarcinomas pancreáticos por inteligência artificial.
- Analisar seu valor prognóstico por correlação com parâmetros clínicos e histológicos, sobrevida global e sobrevida livre de eventos.

MÉTODOS

1. Apresentação do trabalho:

Trata-se de um estudo descritivo, transversal e bicêntrico. relativos a casos de adenocarcinomas primários do pâncreas, coletados dos departamentos de anatomia patológica e citologia do hospital das Forças de Segurança Interna em La Marsa e do hospital Charles Nicolle durante um período de 14 anos, ou seja, entre 2008-2022. Nosso material interessou:

- Biópsias pancreáticas e hepáticas
- Partes cirúrgicas (pancreatectomia cefálica, pancreatectomia caudal)

2. População estudada:

2.1. Critérios de inclusão:

Incluímos neste estudo todos os pacientes com adenocarcinoma primário do pâncreas diagnosticado em peça cirúrgica , biópsia pancreática ou hepática. diagnosticado no departamento de Anatomia Patológica e Citologia do Hospital FSI e HCN durante o período do estudo.

2.2. Critérios de não inclusão:

Não incluído neste estudo:

- Pacientes com tumor mucinoso papilar intraductal sem foco de invasão.
- Outros tipos histológicos (tumores neuroendócrinos ou mesenquimais).
- Pacientes com adenocarcinoma ampular, de vesícula biliar ou do trato biliar.

2.3. Critérios de exclusão:

Excluímos do nosso estudo:

- Pacientes cujos registros clínicos estavam inutilizáveis.
- As amostras de biópsia são pequenas e pouco representativas.
- Amostras de biópsia cuja qualidade técnica não foi a ideal, tendo gerado artefatos durante a digitalização das imagens.

3. Coleta de dados clínicos:

Selecionamos casos do banco de dados informatizado do hospital das forças de segurança interna de Marsa e do departamento de anatomia patológica do hospital Charles Nicolle. As palavras-chave utilizadas foram: *adenocarcinoma/carcinoma/pâncreas.* Dados epidemiológicos e clínicos foram coletados dos prontuários médicos de pacientes do departamento de cirurgia geral do Hospital das Forças de Segurança Interna de Marsa e do departamento de cirurgia geral A21 do Hospital Charles Nicolle.

Esses dados diziam respeito a: idade, sexo, histórico médico e cirúrgico, sinais clínicos de alerta, dados do exame clínico, exames radiológicos solicitados, indicação terapêutica, tipo de cirurgia, complicações pós-operatórias.

4. Coleta de dados anatomopatológicos:

Coletamos os dados anatomopatológicos dos laudos anatomopatológicos. Esses dados diziam respeito a:

- Tamanho do tumor para espécimes cirúrgicos
- Tipo e subtipo histológico de acordo com a classificação da "Organização Mundial da Saúde" de 2019 (Apêndice 1)
- Grau histológico
- Bainhas perineurais: presentes/ausentes
- Êmbolos vasculares: presentes/ausentes

- O estadiamento (pT) e o estado dos linfonodos (pN) de acordo com a classificação pTumor-Node-Metastases (pTNM) do "American Joint Committee on Cancer" em sua 8ª edição de 2017 (Apêndice 2)

- Qualidade da ressecção (margens: corte e lâmina retroportal): positiva/negativa

5. Coleta de dados em evolução:

Coletamos os seguintes dados evolutivos:

- Sobrevivência global
- A reincidência
- O aparecimento de metástases

6. Estudo de brotamento tumoral:

6.1. Estudo morfológico:

Dada a ausência de recomendações específicas aplicáveis ao câncer de pâncreas, o estudo BT foi realizado de acordo com as recomendações estabelecidas na conferência internacional de consenso BT de 2016 para câncer de cólon [11]. BT é definida pela presença de células tumorais isoladas ou aglomerados de <5 células.

Para cada caso, uma revisão de todas as lâminas contendo material tumoral corado ~~com~~ hematoxilina e eosina (HE) foi realizada por dois patologistas para selecionar áreas de alta BT ("hot-spot"), no nível da frente de invasão do tumor ou intratumoralmente.

Para cada lâmina selecionada, o BT foi avaliado morfologicamente por dois patologistas no microscópio multicabeça (NIKON Eclipse Ni-U) com ampliação de 20 x, correspondendo a um diâmetro de campo de 0,785 mm2.

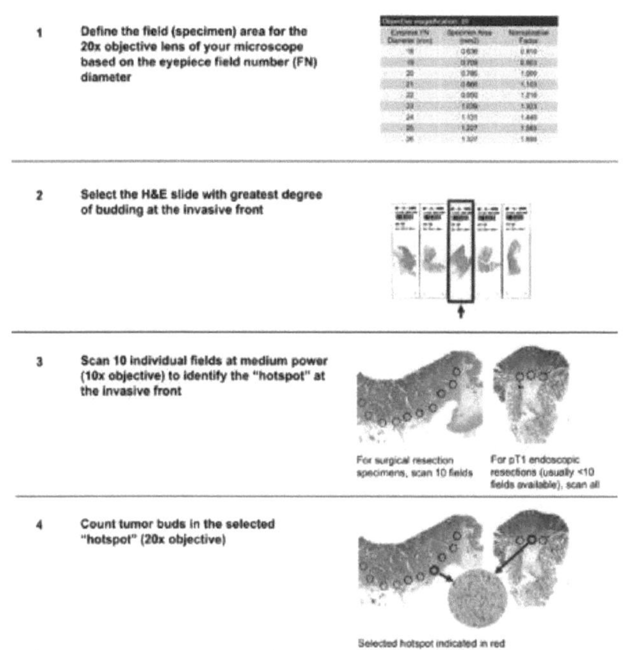

Figura 1: Recomendações do ITBCC para cálculo da brotação tumoral[11]

6.2. Estudo por inteligência artificial:

Posteriormente, calculamos o BT por uma abordagem semi-automatizada usando IA usando o software QUPATH (versão 0.2.1) [12] acesso aberto permitindo a análise de imagens digitais de alta resolução de cortes microscópicos.

A maioria dos estudos publicados que utilizaram IA para o estudo de BT realizaram a análise em imagens de imunocoloração DAB (usando o anticorpo anti-CK).

Ao digitar as palavras-chave: QUPATH e BT no mecanismo de busca PUBMED, foram encontradas duas publicações, das quais apenas uma utilizou o software QUPATH para análise de BT em cortes corados com HE em colangiocarcinomas intra-hepáticos [13] .

Portanto, utilizamos a mesma abordagem metodológica neste trabalho.

Para cada caso, os territórios selecionados para o cálculo do BT pelo método morfológico foram examinados com ampliação de 10x e então digitalizados usando o software de imagem digital NIS conectado ao microscópio NIKON (Figura 2). Essas imagens foram salvas anteriormente em formato GIF de alta resolução (300 dpi).

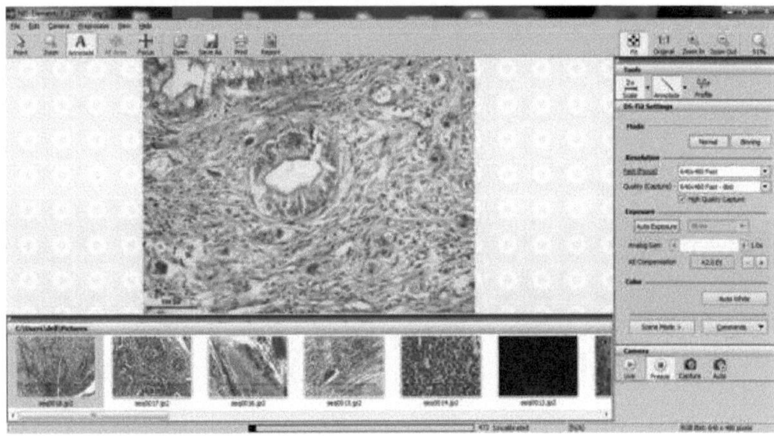

Figura 2: Imagem de uma seção microscópica no software NIS

Posteriormente, as imagens digitalizadas foram carregadas no software QUPATH. Foi realizada uma anotação para segmentar a imagem de acordo com os critérios: tumor (vermelho), estroma ou linfócitos (amarelo) permitindo posteriormente a detecção de células tumorais (Figura 3).

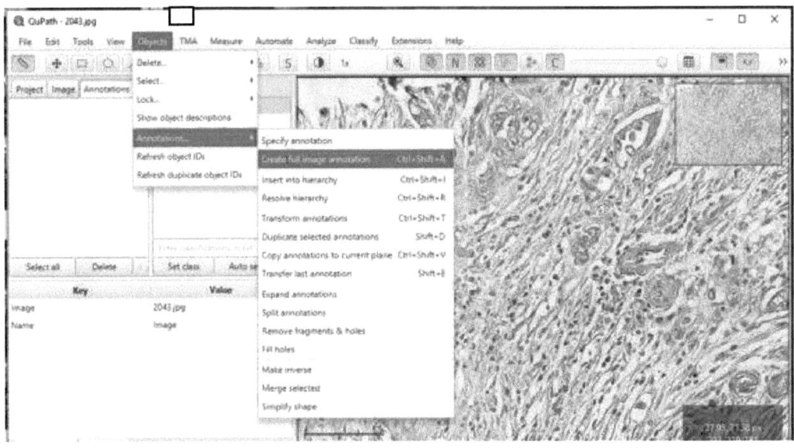

Figura 3: Criação de uma anotação de imagem no software QUPATH

Utilizamos a funcionalidade de "detecção de células", que permite a fácil detecção de células tumorais isoladas ou pequenos grupos de células em comparação com aglomerados e massas tumorais e, portanto, sua contagem manual no software.

Em cada imagem digitalizada com ampliação de x10, definimos 5 retângulos. Cada retângulo corresponde a uma área de superfície de 0,785mm2 levando em consideração as zonas de "pontos quentes". Dentro de cada retângulo, utilizamos a funcionalidade "cell-detection" que nos permitiu circundar as células tumorais levando em consideração as características do núcleo e a diferença de pixels para um sigma do núcleo definido entre 3 e 8 pixels (Figura 4).

A pontuação total do BT correspondeu à média dos 5 retângulos (ou seja, 5 campos com área de superfície de 0,785 mm2).

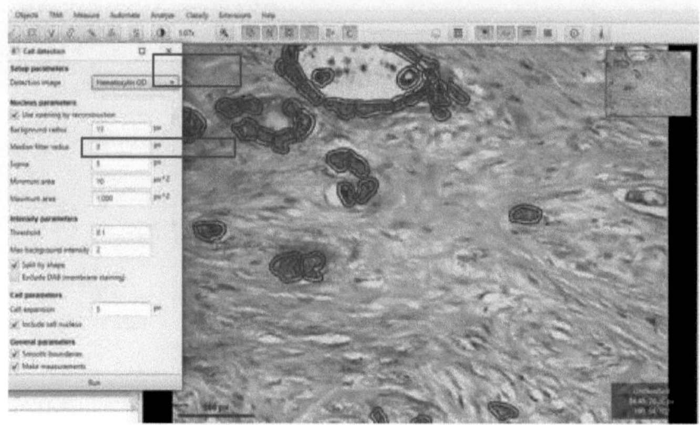

Figura 4: Detecção de células tumorais isoladas ou de pequenos grupos no software QUPATH

Em alguns casos, foram detectados falsos positivos (células miofibroblásticas do estroma ou remanescentes de ilhotas neuroendócrinas), sendo possível corrigi-los desmarcando-os (em amarelo) (Figura 4).

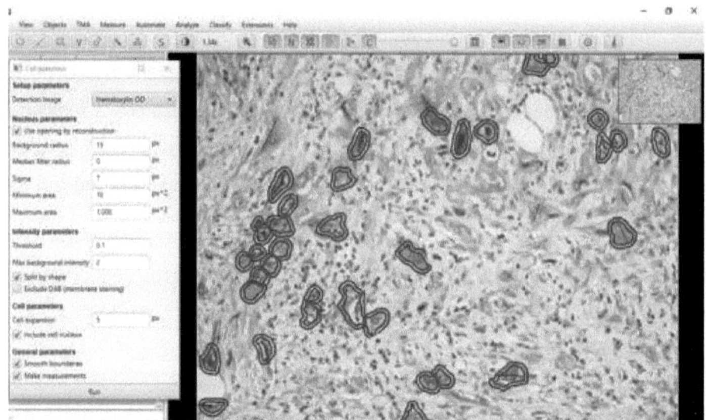

Figura 5: Identificação de falsos positivos no software QUPATH

A contagem final de BT foi então facilmente realizada para cada caso.

6.3. Classificação de brotamento tumoral:

Para cada método de cálculo (morfológico/digitalizado), o BT calculado foi categorizado em 3 grupos de acordo com as recomendações do ITBCC:

- ✓ **BUD1:** 0 -4 brotos
- ✓ **BUD2:** 5-10 brotos
- ✓ **BUD3 :>** 10 botões

□A pontuação final do BT foi dividida em dois grupos:

- ➢ **Baixo:** BUD1
- ➢ **Criado:** BUD2-BUD3

Divide the bud count by the normalization factor (figure 2) to determine the tumor bud count per 0.785mm²

Select the budding [Bd] category based on bud count and indicate the absolute count per 0.785mm² (see reporting example)

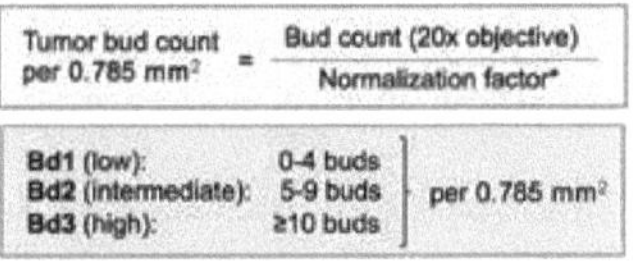

Reporting example:
Tumor budding: Bd3 (high), count 14 (per 0.785 mm²)

Figura 6: Recomendações do ITBCC para a classificação do brotamento tumoral [11]

7. Estudo estatístico:

A análise estatística foi realizada utilizando o software SPSS 21. A comparação de médias foi realizada utilizando o teste U *de Mann – Whitney*.

As comparações de porcentagens e busca de associações foram realizadas pelo teste qui-quadrado de Pearson e pelo teste exato bicaudal de Fisher.

Os fatores prognósticos estudados foram: idade, sexo, tamanho do tumor, subtipo histológico, estágio, êmbolos vasculares, revestimento perineural, qualidade da excisão, estado dos linfonodos, recorrências, metástases à distância e mortalidade.

Os dados de sobrevida foram estudados estabelecendo curvas de sobrevida segundo o método de Kaplan Meier e comparados pelo teste Log rank na análise univariada.

RESULTADOS

1. Estudo descritivo:

Entre os 37 casos coletados anteriormente, 25 casos atenderam aos nossos critérios de inclusão e exclusão (ou seja, 12 casos excluídos: oito pacientes foram perdidos no acompanhamento e quatro pacientes cujas amostras eram inutilizáveis).

1.1. Idade :

A idade média dos participantes foi de 62 ± 10 anos. A distribuição dos pacientes por faixa etária está resumida na **Figura 7.**

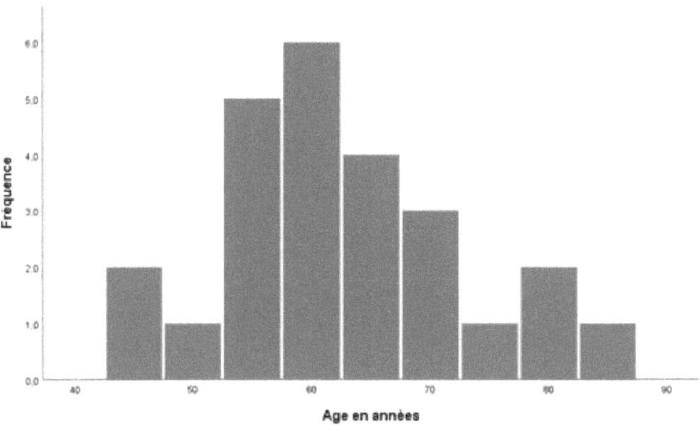

Figura 7: Distribuição dos pacientes por idade

1.2. Gênero:

A proporção homem/mulher foi de 2,57 (**Figura 8**)

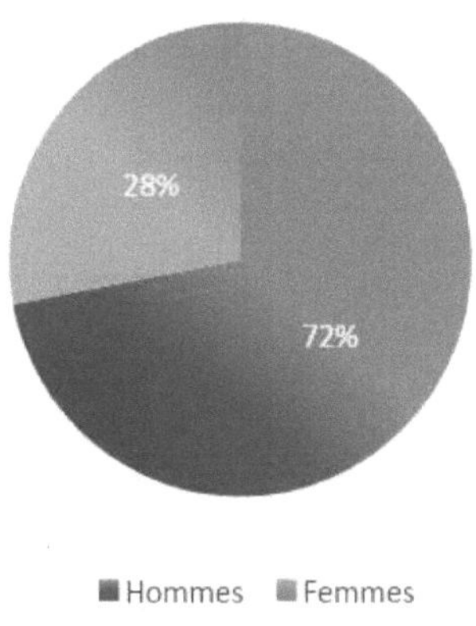

Figura 8: Distribuição dos pacientes por gênero

1.3. Hábitos:

O consumo de álcool foi encontrado em 36% dos nossos pacientes.

O tabagismo foi encontrado em 56% dos nossos pacientes.

Resumimos esses resultados na Figura 9.

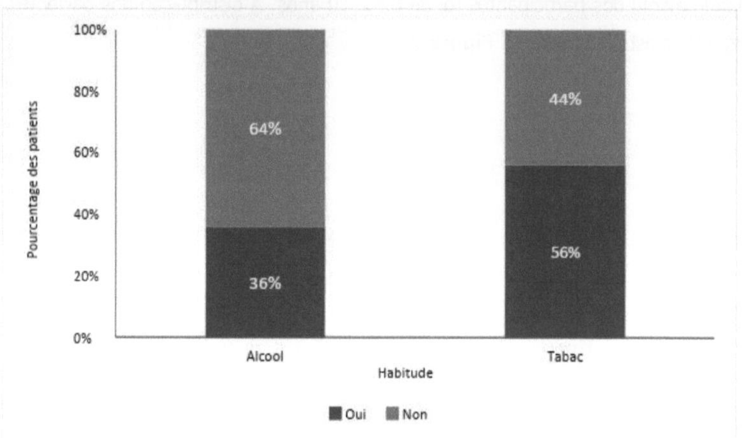

Figura 9: Distribuição dos pacientes segundo seus hábitos

1.4. Circunstâncias da descoberta:

Os sinais de alerta encontrados em nossos pacientes foram: dor abdominal em 96% dos casos, piora do estado geral em 8% dos casos, icterícia em 72% dos casos e urina escura em 64% dos casos. O período mínimo de consulta foi de 2 semanas em 68% dos casos, incluindo 52% após pelo menos um mês.

1.5. Dados de imagem:

O diâmetro médio do ducto biliar comum (DBC) foi de 14,52 ± 5 mm.

O diâmetro médio do Wirsung foi de 4,56 ± 2 mm. O tumor pancreático estava localizado na cabeça em 20 pacientes (80% dos casos).

Os achados restantes da tomografia computadorizada no momento do diagnóstico inicial são mostrados na **Figura 10.**

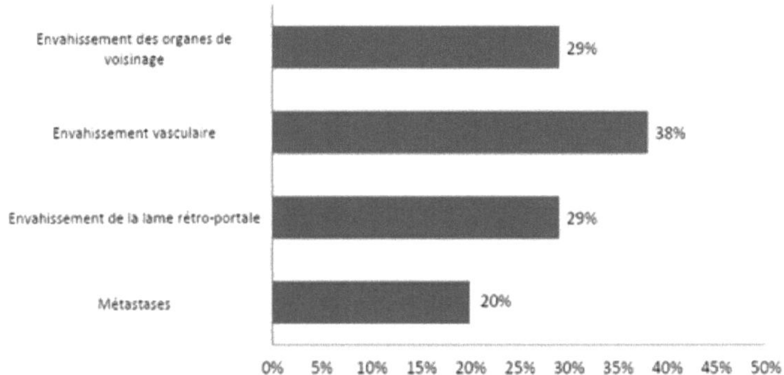

Figura 10: Resultados dos dados da tomografia computadorizada dos nossos pacientes

1.6. Decisões terapêuticas:

A cirurgia foi realizada em 20 pacientes (80% dos casos). O tipo de intervenção é relatado na **Figura 11.**

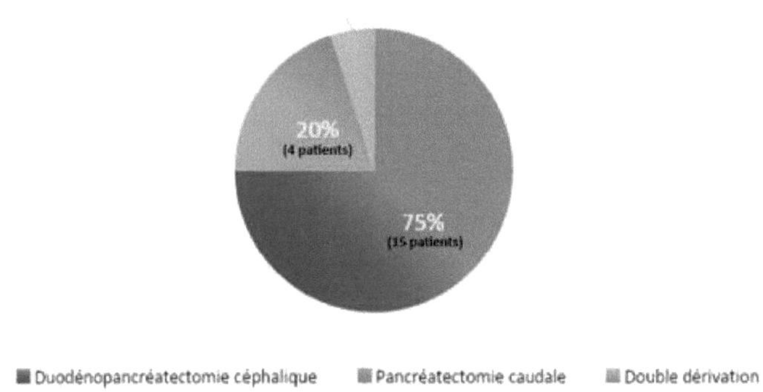

Figura 11: Distribuição das diferentes técnicas cirúrgicas utilizadas nos 20 pacientes operados por adenocarcinoma pancreático

Outras modalidades terapêuticas estão resumidas na **Tabela I.**

Tabela I: Principais modalidades terapêuticas além da cirurgia nos 25 pacientes com adenocarcinoma pancreático

Tratamento	Eficaz
Tratamento de indução	3
Tratamento adjuvante	14
Prótese	8

1.7. Dados anatomopatológicos:

1.7.1. Tipo de amostras.

As amostras eram do seguinte tipo:

- Biópsias em 6 casos
- Peças cirúrgicas em 19 casos, divididos em:
  - ➔ Peças DPC (15 caixas)
  - ➔ Peças SPG (4 caixas)

1.7.2. Dados macroscópicos.

Dados macroscópicos estavam disponíveis para todos os 19 pacientes operados. O tamanho médio do tumor foi de 33,2 ± 13 mm

O tumor estava localizado cefálico em 15 casos e caudalmente em 4 casos.

Invasão macroscópica da lâmina retroportal foi observada em 3 casos.

Uma extensão macroscópica para órgãos vizinhos em 2 casos.

1.7.3. Dados microscópicos.

O tipo histológico foi adenocarcinoma em todos os casos (classificação da OMS 2019 anexo 1).

Os dados anatomopatológicos estão resumidos na **Tabela II.**

Tabela II: Resultados do estudo anatomopatológico da nossa série

			Número
Subtipos histológicos		**Ductal convencional**	24
		Adenoescamoso	1
Graus histológicos		**G1-G2**	18
		G3	7
Revestimento perineural		**Sim**	20
		Não	5
Êmbolos vasculares		**Sim**	13
		Não	12
Limites de ressecção (em espécime cirúrgico)		**Invadido**	4
		Saudável	15
classificação pTN (em espécime cirúrgico)	**E**	**T1**	1
		T2	9
		T3	8
		T4	1
	Não	**Não**	8
		N1	9
		N2	2

1.8. Estudo de brotamento tumoral:

1.8.1. Estudo pelo método morfológico:

Um tumor BT brotando (>0 brotos) foi observado em todos os casos (**100%**). Foi alto (BUB2-BUD3) em **48% dos casos** . A distribuição dos pacientes de acordo com o escore morfológico de Budding está resumida na **Tabela III** .

Tabela III: Distribuição dos pacientes segundo o escore morfológico de Budding

Brotando	Eficaz	Percentagem
BUD 1 (0 – 4 brotos)	13	52
BUD 2 (5 – 9 brotos)	4	16
BUD 3 (≥ 10 buds)	8	32
Total	25	100

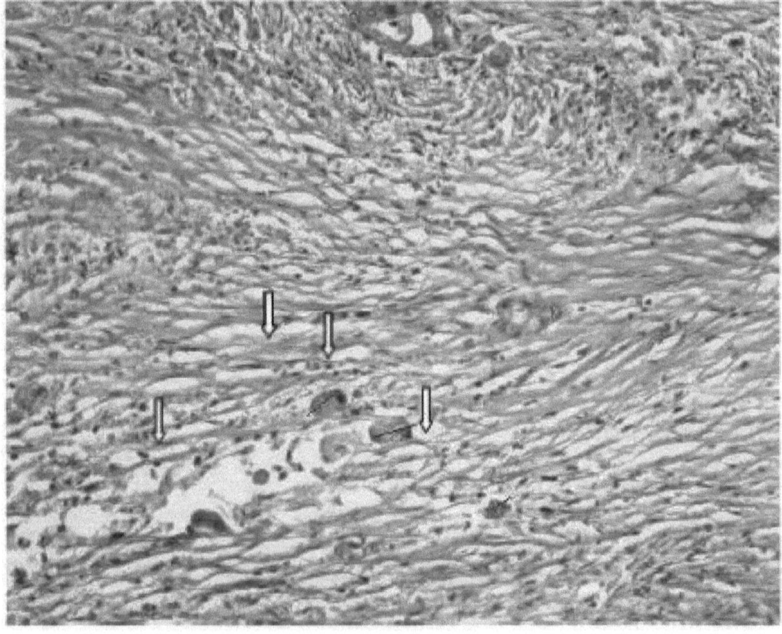

Figura 12: Adenocarcinoma ductal com presença de brotamento tumoral classificado como BUD1 (Hematoxilina Eosina X 20)

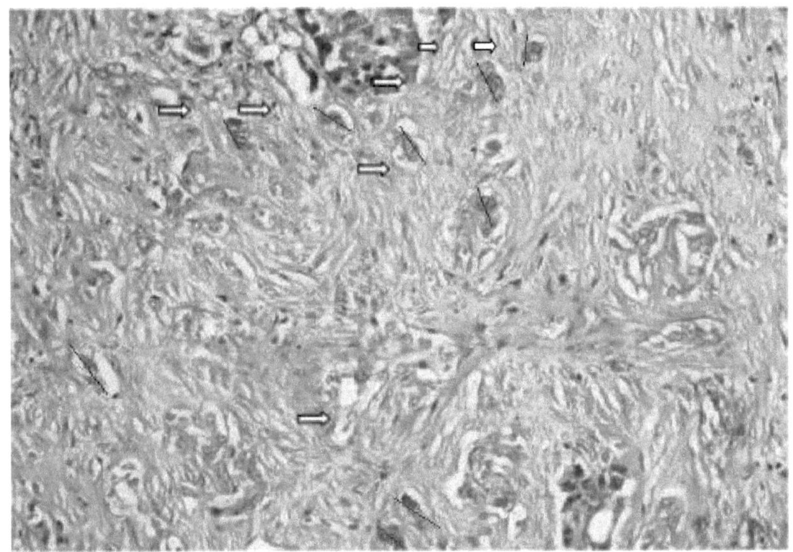

Figura 13: Adenocarcinoma ductal com presença de brotamento tumoral classificado como BUD2 (Hematoxilina Eosina X 20)

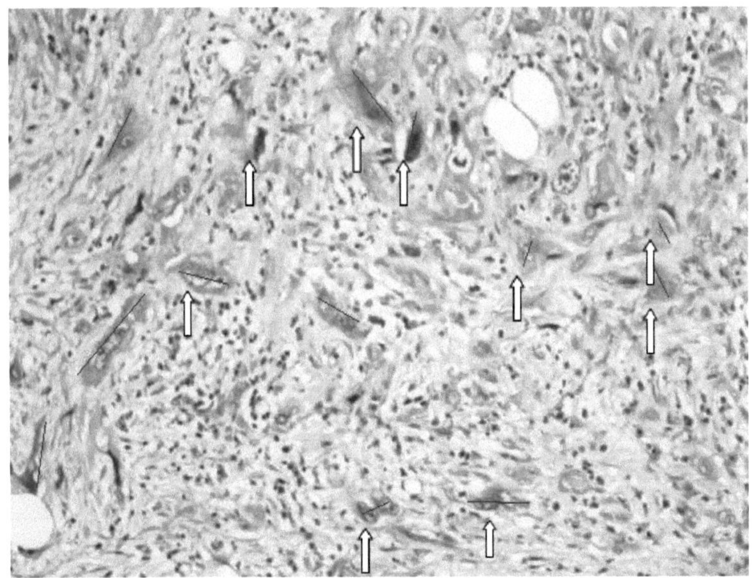

Figura 14: Adenocarcinoma ductal com presença de brotamento tumoral classificado como BUD3 (Hematoxilina Eosina X 20)

1.8.2. Estudo pelo software QUPATH:

Um tumor brotando BT(>0buds) foi encontrado em **80%** dos casos. Foi elevado em 56% dos pacientes. Resumimos esses resultados na **Tabela IV** .

Tabela IV: Distribuição dos pacientes segundo o escore Budding por inteligência artificial

Brotando	Eficaz	Percentagem
BUD 1 (0 – 4 brotos)	11	44
BUD 2 (5 – 9 brotos)	11	44
BUD 3 (≥ 10 buds)	3	12
Total	25	100

1.9. Dados evolutivos:

1.9.1. Complicações pós-operatórias:

Elas ocorreram em 60% dos pacientes operados. Foram inespecíficos em 55% dos casos e específicos em 45% dos casos (hemorragia digestiva em 25% dos casos, fístula pancreática em 20% dos casos)

1.9.2. Previsão:

Recorrência locorregional foi observada em 37% dos casos (tempo médio de 170 dias). Metástases distantes apareceram em 37% dos casos (atraso médio de 141 dias). Durante um período médio de acompanhamento de 18 meses, a morte ocorreu em 72% dos casos.

2. Estudo analítico:

2.1. Comparação de brotamento por método morfológico/inteligência artificial

O número de gemas pelo método morfológico variou entre 1 e 37 com média de 8, mediana de 4 e desvio padrão de 8.

O número de gemas pelo método semiautomatizado variou de 0 a 19 com média de 6, mediana de 6 e desvio padrão de 5.

Foi observada uma redução no número de casos com pontuação BT BUD3 (>10) usando a abordagem semiautomatizada (32% pela abordagem morfológica versus 12% usando o software QUPATH).

A comparação entre esses dois métodos não mostrou diferença significativa com p=0,589. A sensibilidade e especificidade foram de 60%.

O valor preditivo positivo foi de 50% e o valor preditivo negativo foi de 69%.

2.2. Associação da brotação tumoral morfológica com parâmetros clínicos e histológicos

Foi encontrada associação estatisticamente significativa entre BT elevado e idade > 72 anos (**p = 0,03**).

Oitenta e cinco por cento dos tumores ductais comuns apresentaram uma pontuação de brotamento alta **(p = 0,07)** .

Cinquenta e quatro por cento dos pacientes com localização avançada de linfonodos ou estágio pT apresentaram alto escore de brotamento tumoral, porém essa diferença não foi estatisticamente significativa (p=0,53 e **p=0,08**).

Esses resultados estão resumidos na Tabela V

Tabela V: Estudo dos fatores associados à brotação tumoral.

	Baixo brotamento morfológico (n=12) (%)	Brotamento morfológico severo (n=13) (%)	P
Idade >72 anos	0 (0)	4 (31)	**0,03**
Gênero masculino	10 (83)	8 (62)	0,22
Tabaco	9 (75)	5 (36)	0,07
Icterícia	11 (61)	7 (39)	0,04
Dor	12 (100)	12 (92)	0,52
Tamanho do tumor	9 (75)	8 (62)	0,38
Subtipo de canal radicular convencional	6 (50)	11 (85)	**0,07**
Subtipo adenoescamoso	0 (0)	1 (8)	0,52
Limites da ressecção tumoral	1 (8)	3 (23)	0,46
Presença de revestimento perineural	6 (50)	10 (77)	0,53
Presença de embolia vascular	3 (25)	8 (62)	0,20
Grau histológico 3	1 (8)	4 (31)	0,61
T >2	6 (50)	4 (31)	**0,08**
Presença de metástase em linfonodos N+	4 (25)	7 (54)	0,53

2.3. Estudo de sobrevivência

Os parâmetros estudados são: idade, sexo, tamanho do tumor, subtipo histológico, margens de ressecção, revestimento perineural, êmbolos vasculares, número de linfonodos invadidos, grau histológico e BT.

2.3.1. Recorrência local

A sobrevida livre de recorrência local cumulativa geral é representada pela figura a seguir.

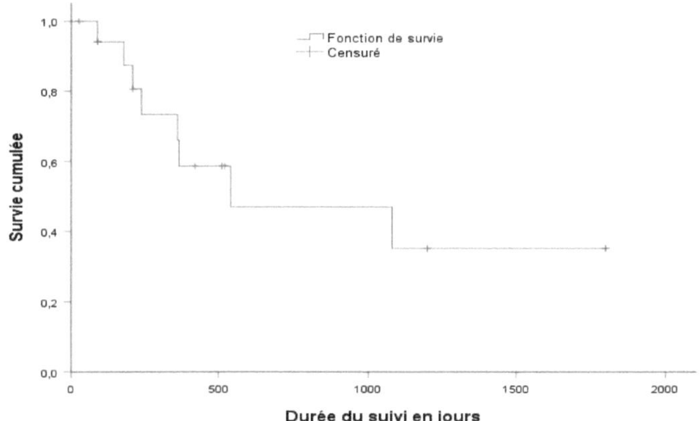

Figura 15: Sobrevida global livre de recorrência local cumulativa

Apenas a presença de revestimento perineural foi um fator significativamente associado à recorrência local com p=0,031

Este resultado é mostrado na figura a seguir.

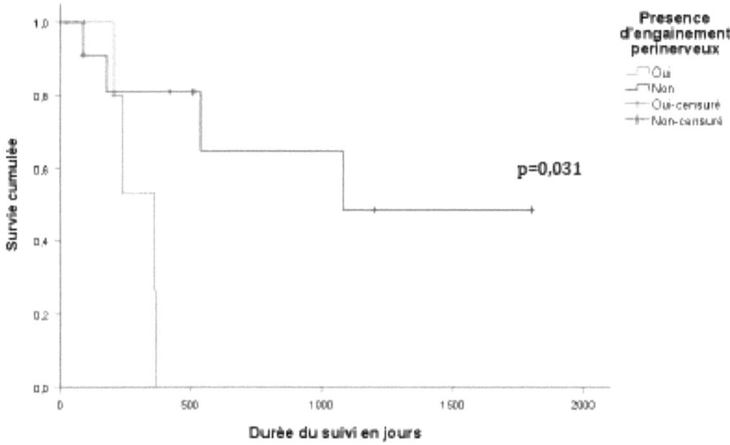

Figura 16: Curva de evolução da incidência de recidiva local segundo revestimento perineural

2.3.2. Recorrência metastática

A sobrevida cumulativa global sem recorrência metastática é representada pela figura a seguir.

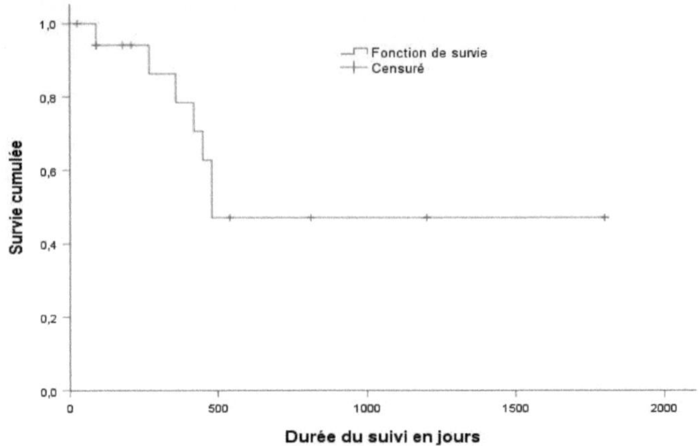

Figura 17: Sobrevida cumulativa global sem recorrência metastática

O subtipo histológico adenoescamoso, a presença de êmbolos vasculares e o alto grau histológico foram variáveis significativamente associadas à recidiva metastática com valores de p de 0,001, 0,048 e 0,021 respectivamente.

Esses resultados são mostrados nas 3 figuras a seguir.

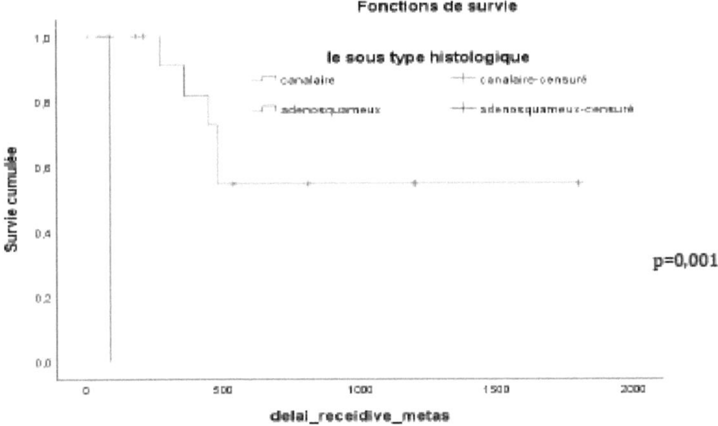

Figura 18: Curva de evolução da incidência de recidiva metastática segundo o subtipo histológico

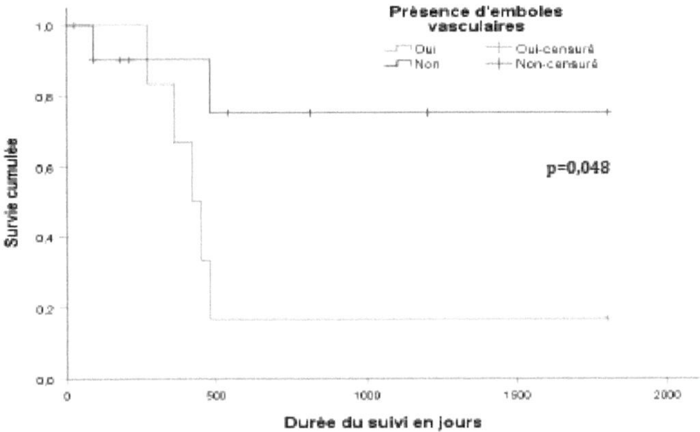

Figura 19: Curva de evolução da incidência de recorrência metastática segundo embolia vascular

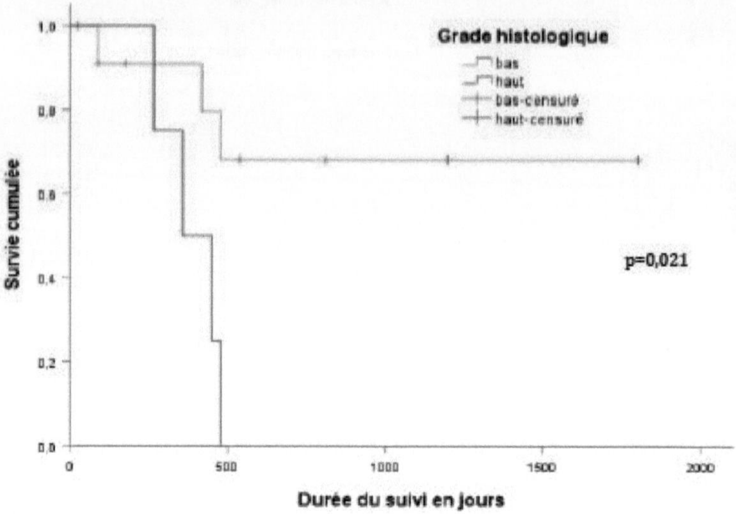

Figura 20: Curva de evolução da incidência de recidiva metastática segundo grau histológico

2.3.3. Morte :

Os fatores significativamente associados à mortalidade foram grau histológico com p=0,044 e BT alto com p=0,038.

Esses resultados são mostrados nas Figuras 21, 22 e 23.

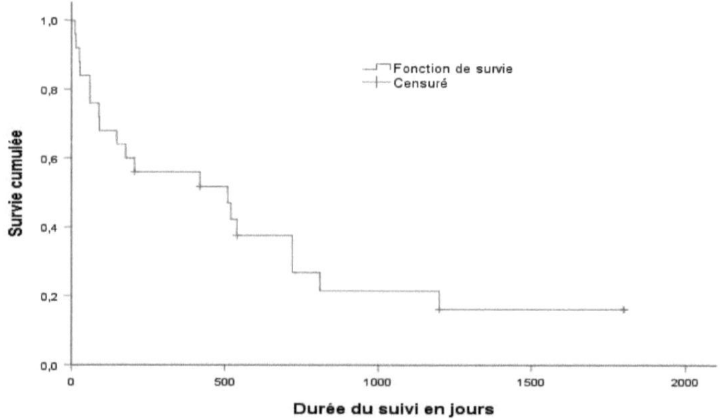

Figura 21: Curva de sobrevida global

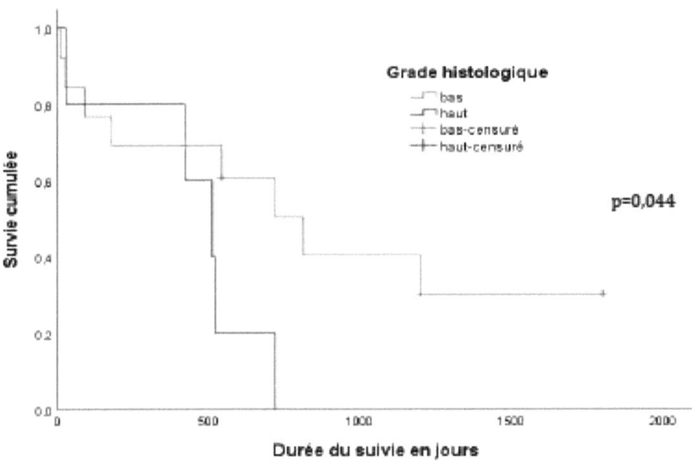

Figura 22: Curva de progressão da morte de acordo com o grau histológico

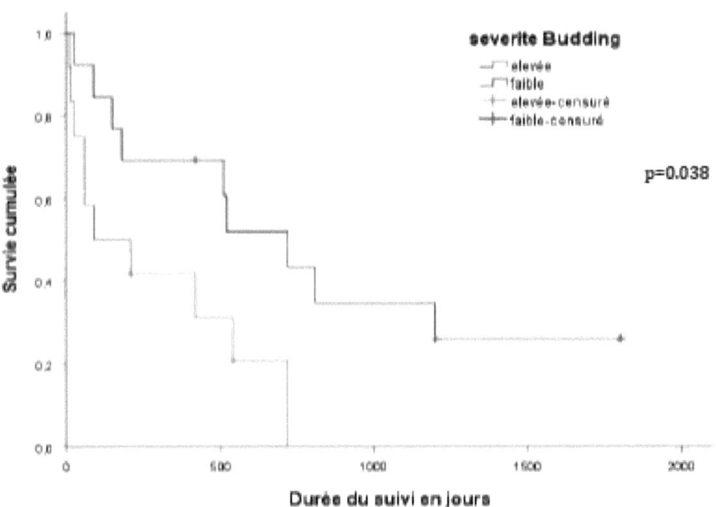

Figura 23: Curva de evolução da morte de acordo com a brotação do tumor

DISCUSSÃO

1. Resumo dos principais resultados:

O estudo descritivo das características epidemiológicas dos nossos pacientes com câncer de pâncreas mostrou uma média de idade de **62 +/- 10 anos e uma** predominância **do sexo masculino** (72%).

O tabagismo foi o fator de risco predominante (56%).

Os sinais clínicos mais comuns foram deterioração do estado geral (96%), dor abdominal (80%) e icterícia (72%).

Do ponto de vista anatomopatológico o subtipo histológico predominante foi **o carcinoma ductal convencional (85%),** revestimento perineural estava presente em 80% dos casos, êmbolos vasculares foram relatados **em 55%** dos casos.

Nosso estudo revelou a presença de brotamento tumoral em **100%** dos casos pela análise morfológica e em **80% dos casos** pela abordagem usando o software de inteligência artificial QUPATH .

pontuação BT alta foi encontrada em **56% dos casos** pelo método morfológico (**versus 48%** pelo software QUPATH)

A utilização do método semi- automatizado permitiu uma redução na percentagem de casos da categoria BUD3 (de 32% para 12%).

A análise comparativa dos dois métodos não revelou diferença estatisticamente significativa (p=0,589)

Na análise univariada, foi encontrada associação estatisticamente significativa entre escore BT alto e idade avançada **(p=0,03) .**

No estudo de sobrevivência: o grau do tumor e o BT afetaram significativamente a sobrevivência global **(p=0,044, p=0,038 respectivamente).**

2. Pontos fortes e limitações:

As principais limitações do nosso estudo:

- O pequeno tamanho da amostra após a aplicação dos critérios de inclusão e exclusão (dados inutilizáveis, perda de acompanhamento, amostragem de baixa qualidade). No entanto, deve-se lembrar que o câncer de pâncreas é raro e que a maioria dos estudos semelhantes utilizou um pequeno número de casos (menos de cinquenta).

- Coleta retrospectiva de dados.

- A digitalização das imagens dos cortes HE foi realizada através do software NIS, que permite capturar apenas campos previamente definidos no microscópio. Portanto, em nosso estudo, para uma boa reprodutibilidade e comparabilidade dos dois métodos utilizados, os territórios de pontos críticos escolhidos pela triagem da lâmina em baixa ampliação e nos quais calculamos o BT morfologicamente foram digitalizados no software NIS para extraí-los com o software QUPATH.

No entanto, nosso estudo tem alguns pontos fortes:

- Até onde sabemos, este é o primeiro estudo nacional a analisar o valor prognóstico da BT no câncer de pâncreas usando duas abordagens: convencional na seção HE e semiautomatizada usando o software de inteligência artificial QUPATH.

- Da mesma forma, até onde sabemos, este é o primeiro estudo nacional a utilizar IA aplicada a estudos anatomopatológicos.

- A abordagem digitalizada utilizada em nosso estudo garante uma imagem de alta resolução (300 dpi) com precisão na detecção de células que distingue facilmente células tumorais isoladas de grupos de células pouco diferenciadas e evita falsos positivos.

3. Estudo anatomopatológico:

3.1. O estudo do brotamento tumoral:

3.1.1. Conceito de brotamento tumoral:

A brotação tumoral é um padrão de invasão de carcinoma definido pela presença de células isoladas ou aglomerados de menos de 5 células na frente de invasão [14].

Foi descrito pela primeira vez em 1960 por Alexandru Dan Grigore et al e se beneficiou como um novo fator histoprognóstico por meio de vários estudos [11]. A BT é considerada a tradução histológica do fenômeno de transição epitelial-mesenquimal [11]. É um processo de transformação de uma célula epitelial em uma célula com fenótipo mesenquimal pela perda de polaridade e junções intercelulares [15]. Este fenômeno envolveria notavelmente a perda de expressão da proteína de superfície E-caderina, uma proteína de adesão à membrana [16]. Esse fenômeno permite que a célula adquira mobilidade local e remota e capacidades de invasão. O baixo valor prognóstico da BT foi bem demonstrado no câncer colorretal e sua presença justifica a quimioterapia adjuvante após ressecção cirúrgica [9].

Na verdade, a BT é agora um poderoso fator preditivo de embolia linfática, metástases em linfonodos, recorrência e morte em 5 anos em cânceres colorretais [10,11].

Por outro lado, no câncer de pâncreas, embora seu valor prognóstico seja fortemente sugerido, a análise de BT ainda não é realizada e relatada sistematicamente devido à ausência de recomendações precisas quanto à metodologia e aos sistemas de quantificação, por um lado, e à dificuldade de sua avaliação em cortes histológicos padrão, por outro lado [17,18]. Neste contexto, o uso da análise de IA pode constituir uma alternativa promissora para avaliar a BT em cânceres digestivos em geral e em câncer de pâncreas em particular. Portanto, em nosso estudo, avaliamos a BT em uma série de adenocarcinomas pancreáticos por dois métodos: uma abordagem morfológica em cortes HE e uma abordagem semiautomatizada em imagens digitalizadas incorporadas ao software QUPATH AI.

De fato, é crucial calcular a brotação tumoral inicialmente pelo método morfológico antes de recorrer à inteligência artificial para estabelecer uma base de referência sólida e precisa. A morfologia, como abordagem tradicional e comprovada, permite ao patologista uma análise global e simultânea de todas as características histopatológicas. Esta etapa é, portanto, essencial para avaliar os resultados, a precisão e a relevância da inteligência artificial neste contexto.

3.1.2. Abordagem morfológica:

Muitas abordagens têm sido utilizadas para o cálculo da BT com base na avaliação semiquantitativa ou quantitativa com diferentes limiares, particularmente no que diz respeito ao número de campos microscópicos examinados [17–22]

No câncer de cólon, a avaliação da BT foi objeto de um consenso desenvolvido na conferência internacional de consenso sobre BT em 2016. Este consenso permitiu padronizar o método de avaliação da BT no câncer colorretal e incluí-lo no relatório anatomopatológico [11]. Desde sua validação no câncer de cólon, vários estudos extrapolaram esse método de avaliação para outros cânceres digestivos, particularmente cânceres de pâncreas. Portanto, neste trabalho, como é o caso do estudo publicado por Karamitopoulou. E et al [18] e dado seu nível de comprovação, a brotação tumoral foi avaliada morfologicamente de acordo com as recomendações do ITBCC em uma ampliação de X20 para uma área de superfície de 0,785 mm^2, na frente de invasão ou no centro do tumor [7]. Utilizando essa abordagem morfológica para análise em cortes HE, nossos resultados demonstraram a presença de brotamento tumoral **em 100%** dos casos de adenocarcinoma pancreático. De fato, aplicando as definições das referidas recomendações, células tumorais isoladas ou aglomerados de < 5 células foram observadas em todos os casos. Esses resultados estão de acordo com publicações anteriores sobre o assunto, indicando que a brotação tumoral está presente em aproximadamente 85 a 100% dos espécimes de adenocarcinoma pancreático [6,7]. De fato, em um estudo multicêntrico nacional, Chouat E. et al, analisaram o BT em uma série de 50 casos de adenocarcinomas ductais do pâncreas e relataram a presença de um BT em 100% dos casos [7]. Nossos resultados, assim como os descritos na literatura, sugerem que **a brotação tumoral, como é o caso da bainha perineural, é um fenômeno relativamente frequente ou mesmo constante no câncer de pâncreas, o que poderia explicar por um lado sua agressividade e por outro lado poderia ter grande valor diagnóstico para câncer de pâncreas em amostras de biópsia** . [7].

Em nosso estudo, de acordo com as recomendações do ITBCC, a pontuação BT foi subdividida em duas grandes categorias: Baixa (BD1: 0-4 brotos) e Alta (BD2: 5-10 brotos, BD3: >10 brotos). De acordo com essa abordagem morfológica convencional, um escore BT alto foi encontrado **em 48% dos casos** . Nossos resultados são semelhantes aos publicados nacionalmente por Chouat E et al, que relataram BT alta em 50% dos casos usando o método morfológico em cortes HE e 56% usando imunocoloração com anticorpo anti-pan CK [7]. Entretanto, a porcentagem de BT alta em nossa série foi ligeiramente menor em comparação aos resultados de estudos internacionais onde uma pontuação de BT alta foi relatada em uma frequência variável de 56 a 80% dos casos [5,7]. Essas diferenças podem ser explicadas em parte por diferenças na metodologia para quantificar a brotação tumoral, ampliação microscópica, diâmetro do campo microscópico, o possível uso de imuno-histoquímica para identificar células tumorais marcadas por pan-CK, bem como o uso de software de IA [13]. Por outro lado, em um estudo semelhante ao nosso, Sadozai H. et al analisaram o valor prognóstico da BT no câncer de pâncreas em associação com o microambiente imunológico [23]. Em uma série de 111 casos de adenocarcinoma ductal do pâncreas, os autores usaram os mesmos critérios de subdivisão de BT do nosso estudo. Eles demonstraram a presença de BT alta em 48,6% dos casos, o que é consistente com nossos resultados [23]. **Portanto, uma padronização do método de avaliação, bem como dos critérios de classificação para BT são necessários para melhor reprodutibilidade e comparabilidade dos resultados de diferentes estudos.**

3.1.3. Análise no software QUPATH:

Embora a abordagem morfológica da conferência de consenso do ITBCC seja definida por critérios histológicos simples, ela consome relativamente tempo e sofre de falta de reprodutibilidade entre patologistas, o que limita significativamente sua aplicação na prática de rotina [16]. Da mesma forma, a interpretação e o reconhecimento de imagens de brotamento tumoral em cortes de coloração HE padrão podem ser dificultados por vários parâmetros histológicos, incluindo um estroma inflamatório, a presença de mucina ou necrose tumoral [16]. Neste contexto, muitas alternativas têm sido propostas para a avaliação da BT no câncer de cólon, incluindo o uso de imunomarcação de células epiteliais usando um anticorpo anti-CK ou o uso de software de IA aplicado à anatomia patológica [16]. De fato, a análise da brotação tumoral, uma tarefa relativamente difícil e demorada para o patologista, poderia ser simplificada por algoritmos que permitissem a contagem de células tumorais isoladas em imagens digitais [16,24]. O software desenvolvido para avaliação de BT é baseado principalmente na técnica de aprendizado profundo de máquina, que é particularmente eficaz no campo do processamento de imagens [16,25–30]. Esses algoritmos foram desenvolvidos para análise em uma lâmina HE inteira ("imagem de lâmina inteira") ou em uma área previamente definida, em particular a frente de invasão. Entretanto, quaisquer que sejam os recursos de análise de IA utilizados, o primeiro parâmetro a decidir antes de qualquer análise de imagem é o suporte para tal análise. Portanto, no nosso contexto de estudo, **a qualidade das imagens digitalizadas é um requisito essencial para a confiabilidade dos resultados da análise de BT por inteligência artificial** . Atualmente, a digitalização de lâminas inteiras de HE tornou-se rápida, precisa e de alta resolução graças aos scanners de lâminas capazes de digitalizar centenas de lâminas por hora [31]. Esta digitalização baseia-se numa digitalização piramidal de cada zona da lâmina para diferentes objetivos com uma montagem definitiva permitindo a elaboração de uma lâmina virtual [31]. Entretanto, dado seu alto custo e na eventualidade da indisponibilidade de um scanner de lâminas, alternativas de baixo custo para digitalização de lâminas HE foram propostas, incluindo fotografia microscópica e montagem usando software adequado [31]. Em nosso estudo, dada a indisponibilidade de um scanner de lâminas, optamos pela técnica de imagem estática "store and forward"; a digitalização de lâminas HE foi, portanto, realizada por fotografia microscópica no microscópio NIKON conectado ao software NIS. Assim, para uma melhor comparabilidade da abordagem semi-automatizada do método morfológico na avaliação de BT, digitalizamos os campos de pontos quentes nos quais o cálculo foi realizado anteriormente na seção HE. Essas imagens foram salvas anteriormente no formato GIF de alta resolução (300 dpi), o que garante qualidade de imagem ideal para análise em software de IA. Da mesma forma, a análise de imagens digitais permite melhorar o contraste e a intensidade das cores, o que permite corrigir eventuais falsos negativos da análise microscópica, principalmente em cortes com baixa coloração [16].

A maioria dos trabalhos que utilizaram IA para análise de BT utilizou software pago ou de acesso limitado [16]. Em nosso estudo, optamos pelo software de IA aplicado à anatomia patológica QUPATH, que é de livre acesso e pouco conhecido na Tunísia. De fato, com referência à metodologia usada por Budeau KL et al, extrapolamos a abordagem de quantificação morfológica do ITBCC em microscopia óptica para imagens no software QUPATH [13]. Este software de patologia digital permite que os patologistas obtenham resultados reprodutíveis em um curto espaço de tempo para fornecer dados de qualidade, especialmente para a análise de grandes séries. Da mesma forma, é um software de acesso livre e aberto que constitui uma oportunidade para patologistas de países com baixo nível socioeconômico aprenderem sobre IA aplicada à anatomia patológica a baixo custo [32]. O princípio fundamental da análise no software QUPATH é a possibilidade de segmentar ou anotar a imagem incorporada em: células tumorais, estroma e elementos inflamatórios. Portanto, graças à sua funcionalidade de "detecção de células", o software QUPATH permite a distinção de células tumorais isoladas de grupos de células pouco diferenciadas com grande especificidade. O algoritmo deste software baseia-se neste contexto nas características do núcleo, nomeadamente: a forma, o tamanho e a diferença de pixels entre o núcleo e o citoplasma para um sigma do núcleo definido entre 3 e 8 pixels.

Em nosso estudo, a BT foi observada em **80% dos casos** usando a abordagem digital semiautomatizada. Da mesma forma, uma pontuação BT alta foi encontrada em **56% dos casos** usando o software QUPATH (versus 48% pela abordagem morfológica), o que sugere maior precisão de análise pela abordagem digitalizada. Entretanto, observou -se que o uso do método semiautomatizado reduziu significativamente o número de casos da Categoria BUD3 de 8 pelo método convencional para 3 no software QUPATH **, sugerindo uma redução de falsos positivos em comparação à análise morfológica.** Entretanto, no geral não houve diferença estatisticamente significativa entre essas duas abordagens (p=0,589). Assim, o software QUPATH pode ser uma alternativa interessante, rápida e precisa para os patologistas, **o que reduziria consideravelmente o tempo de trabalho e facilitaria a avaliação da brotação tumoral** em amostras de adenocarcinoma ductal do pâncreas ou mesmo do cólon [13]. Isso seria ainda mais vantajoso se fosse utilizado um scanner de lâminas, o que permitiria analisar toda a lâmina e, por outro lado, adiar a análise morfológica inicial.

Além disso, em comparação ao método de avaliação morfológica, a abordagem semi-automatizada usando o software QUPATH parece mais objetiva, reprodutível e tem a vantagem de permitir uma reavaliação do BT a qualquer momento, mesmo por outros patologistas, uma vez que as imagens são arquivadas e podem ser consultadas a qualquer momento no software por outros participantes [13]. Da mesma forma, é possível adicionar novas extensões específicas a este software para adicionar novas funcionalidades, em particular um estudo associado do microambiente inflamatório.

3.1.4. Valor prognóstico do brotamento tumoral:

De acordo com as recomendações do ITBCC, a pontuação de brotamento tumoral é categorizada em três níveis para estratificação de risco [11,13]. Neste estudo, com referência ao sistema de classificação publicado por Tanaka et al [33], distinguimos 3 grupos BUD1-BUD2 e BUD3. Posteriormente, nos agrupamos em BUD baixo e BUD alto. Em nosso estudo, foi encontrada uma associação estatisticamente significativa entre uma pontuação alta no BT e uma idade avançada de mais de 72 anos (p=0,03). Da mesma forma, esses casos eram predominantemente do subtipo ductal comum (p=0,07) e estágio avançado pT>pT2 (p=0,08). Esses resultados estão de acordo com publicações anteriores sobre o assunto que demonstraram um valor prognóstico pejorativo da BT no adenocarcinoma ductal do pâncreas. De fato, em sua publicação O'Connor et al [34] demonstraram uma associação estatisticamente significativa entre uma pontuação BT alta (>10/10CFG) e fatores histoprognósticos: grau, invasão vascular e perineural. Da mesma forma, em nosso estudo, 54% dos pacientes em estágio avançado (N+ e/ou pT>pT2) e 77% dos casos com invasão perineural apresentaram pontuação BT alta. Esses resultados , no entanto, não foram estatisticamente significativos (p=0,53; p=0,32 e p=0,53), o que pode estar parcialmente relacionado ao pequeno tamanho da amostra.

Deve-se notar, entretanto, que a maioria das publicações semelhantes, como nosso estudo, não demonstraram uma relação estatisticamente significativa entre BT e fatores histoprognósticos convencionais [5,7,8,35].

Por outro lado, neste estudo, foi encontrada uma associação estatisticamente significativa entre a brotação tumoral e a sobrevida global (**p=0,038**). Esses resultados, conforme relatados em muitos estudos, confirmam o potencial valor prognóstico da BT no adenocarcinoma pancreático [5,7,34,36]. Além disso, em uma meta-análise publicada em 2019, Lawler et al demonstraram que pacientes com adenocarcinoma pancreático com alta pontuação de brotamento tumoral tiveram uma taxa de mortalidade por todas as causas mais alta em comparação com aqueles com baixa pontuação de brotamento tumoral (HR 2,65, IC 95% 1,79–3,91, P < 0,0001) [37]. Esses resultados, embora promissores e convergentes para um valor prognóstico desfavorável da brotamento tumoral no câncer de pâncreas, requerem uma padronização dos métodos, particularmente para a avaliação do escore BT, a fim de estabelecer recomendações precisas e reprodutíveis para introduzir esse fator na prática atual no estudo anatomopatológico dos adenocarcinomas ductais do pâncreas. De fato, alguns autores levaram em consideração em suas análises apenas a TB na frente de invasão [5]. Entretanto, agora está bem demonstrado que a brotação tumoral tem o mesmo valor prognóstico tanto na frente de invasão quanto no centro do tumor [11,13]. Por outro lado, alguns autores sugeriram que a avaliação da brotação tumoral poderia ser mais precisa e reprodutível usando imunocoloração de células tumorais com anticorpo anti-CK [38]. Por outro lado, em um estudo multicêntrico, Hacking S et al [24] demonstraram que, embora a coloração imuno-histoquímica facilite a detecção de células tumorais, ela tem uma reprodutibilidade intra e interobservatória comparável à abordagem morfológica em lâminas HE. Finalmente, na era da IA, o uso de patologia digital para avaliação de BT é uma alternativa promissora que pode reduzir significativamente o tempo de exame e fornecer melhor precisão e reprodutibilidade. Neste contexto, muitos estudos têm demonstrado uma alta concordância diagnóstica (90-99%) entre a patologia digital através de muitos softwares disponíveis no mercado e a abordagem morfológica convencional [39,40]. Muitos programas de software de imagem de patologia digital foram desenvolvidos, mas o acesso a essas plataformas continua difícil para alguns patologistas devido aos recursos limitados de hardware e logística. Neste contexto, o software QUPATH, como demonstrado através do nosso estudo, é uma alternativa de escolha, de livre acesso e relativamente fácil de manusear, que permite aos patologistas, especialmente no nosso país, aprender sobre IA aplicada à anatomia patológica ao menor custo. **Entretanto, é necessário estabelecer, por meio de estudos multicêntricos, um consenso sobre o método de avaliação da BT no software QUPATH para integrá-lo definitivamente à prática atual.**

3.1.5. Implicações terapêuticas:

Além do seu valor prognóstico, a BT, como marcador de agressividade, pode ser explorada para orientar a escolha de tratamentos e prever a resposta terapêutica. De fato, pacientes com BT alto podem se beneficiar de uma abordagem terapêutica mais agressiva, como quimioterapia adjuvante intensiva ou terapia direcionada específica.

Essa abordagem já foi incluída nas diretrizes de tratamento para câncer de cólon em estágio II. De fato, a presença de um BT alto constitui agora uma indicação para quimioterapia adjuvante de acordo com as recomendações da ESMO [41]. Da mesma forma, alguns estudos sugerem que a presença de BT em amostras de biópsia de câncer retal é um fator de agressividade e pode, por si só, indicar quimioterapia neoadjuvante [42].

Diferentemente da situação do câncer de cólon em estágio II, em que a presença de um BT elevado pode contribuir para a decisão terapêutica, o BT no câncer de pâncreas ainda não teve um impacto efetivo na prática atual sobre decisões de tratamento adjuvante. De fato, no adenocarcinoma ductal pancreático, devido à sua agressividade e prognóstico intrinsecamente desfavorável, a quimioterapia adjuvante com FOLFIRINOX (ácido folínico, fluorouracil, irinotecano e oxaliplatina) ou gemcitabina combinada com capecitabina é recomendada para todos os pacientes após ressecção curativa, independentemente do status dos fatores histoprognósticos, particularmente BT [43,44]. Entretanto, para pacientes que não podem se beneficiar da terapia dupla ou tripla, o tratamento apenas com gemcitabina é uma opção razoável. Em uma análise retrospectiva do estudo CONKO-001, projetado para comparar a gemcitabina adjuvante com a observação em pacientes com adenocarcinoma pancreático submetidos à ressecção completa do tumor com intenção curativa, a presença de BT foi associada à diminuição da sobrevida global, independentemente de os pacientes terem sido tratados ou não com gemcitabina adjuvante [45].

Se a BT parece ter pouco ou nenhum impacto na indicação de quimioterapia adjuvante no câncer de pâncreas, ela teria um valor preditivo para a resposta à possível imunoterapia. De fato, de acordo com alguns estudos, alguns autores demonstraram que a transição epitelial-mesenquimal (TEM) no câncer de pâncreas, um fenômeno biológico expresso pela BT na histologia, ocorre no contexto de um microambiente tumoral que escapa do sistema imunológico [44,46]. Esses estudos destacaram ligações entre BT alto, certos marcadores inflamatórios e a expressão do Ligante de Morte Programada 1 (PD-L1) em células tumorais.

Essas descobertas podem influenciar o manejo terapêutico do câncer de pâncreas, particularmente prevendo a resposta à imunoterapia.

3.2. Outros dados anatomopatológicos:

3.2.1. Tipo histológico:

Do ponto de vista anatomopatológico, os tumores pancreáticos constituem um amplo espectro de neoplasias cuja classificação histológica se baseia na diferenciação: epitelial ou não epitelial e no seu comportamento biológico: benigno, pré-canceroso ou maligno. Os tumores epiteliais são classificados em tumores pancreáticos endócrinos e exócrinos, dependendo da célula de origem, sendo este último de longe o mais comum, respondendo por 95% dos tumores pancreáticos [47].

Dentro do grupo dos tumores exócrinos, como é o caso da nossa série, o adenocarcinoma ductal é o tipo histológico mais frequente, representando 90% dos tumores sólidos do pâncreas [47]. É caracterizada por uma proliferação carcinomatosa composta por estruturas tubulares e glandulares com diferenciação excreto-biliar. Outros aspectos morfológicos podem ser observados, notadamente um contingente de células claras, cribriformes ou giriformes, que podem ter impacto prognóstico negativo [48]. A maioria dos adenocarcinomas ductais pancreáticos são bem ou moderadamente diferenciados, caracterizados por uma predominância do contingente glandular [49]. O adenocarcinoma ductal é caracterizado por abundante estroma fibroso desmoplásico inflamatório rico em proteínas da matriz que parecem desempenhar um papel na agressividade do tumor [50]

3.2.2. Grau histológico:

O grau histológico é um fator histoprognóstico independente [47]. É estabelecido com base nos seguintes critérios: diferenciação glandular, mucossecreção, atipia nuclear e índice mitótico. Portanto, são definidos três graus histológicos: grau 1 correspondente a um adenocarcinoma bem diferenciado composto por >90% de estruturas glandulares, grau 2 correspondente a um adenocarcinoma moderadamente diferenciado composto por 50 a 95% de estruturas glandulares e grau 3 correspondente a um adenocarcinoma pouco diferenciado composto por <50% de estruturas glandulares. Com base neste sistema de classificação, foi estabelecida uma correlação entre o grau histológico e a sobrevida global [47]. Em nosso estudo, 72% dos casos foram histologicamente de baixo grau, o que geralmente é consistente com a predominância de formas bem diferenciadas de adenocarcinoma ductal, que gira em torno de 80% na literatura [49].

3.2.3. Subtipos histológicos:

Vários subtipos histológicos foram descritos, alguns dos quais apresentam anormalidades moleculares semelhantes ao adenocarcinoma ductal comum [49]. Entre esses subtipos: carcinoma adenoescamoso, carcinoma anaplásico, carcinoma indiferenciado, carcinoma osteoclástico de células gigantes, carcinoma micropapilar, carcinoma de células em anel de sinete [49]. Em nossa série, 85% dos casos foram da forma comum e 5% foram classificados como do tipo adenoescamoso. Esses resultados estão de acordo com os dados da literatura, de fato, o carcinoma adenoescamoso conforme definido na classificação da OMS pela associação de dois contingentes >=30% de um adenocarcinoma e um carcinoma espinocelular é raro, estimado em 1-4% [47]. Molecularmente, o carcinoma adenoescamoso é caracterizado por um perfil genômico basal e um prognóstico ruim com uma sobrevida média de 9 meses [47]. Portanto, a presença de um contingente malpighiano é um parâmetro de mau prognóstico que deve ser relatado sistematicamente.

3.2.4. Êmbolos vasculares e bainhas perineurais:

A presença de êmbolos vasculares e revestimento perineural constituem fatores histoprognósticos adicionais [47]. Em nosso estudo, êmbolos vasculares foram encontrados em 55% dos casos e bainhas perineurais em 80% dos casos. De fato, a frequência de embainhamentos perineurais foi relatada como sendo mais alta no câncer de pâncreas, descrita em 70 a 100% dos casos e correlacionada com mau prognóstico e menor sobrevida [51]. A bainha perineural é observada tanto intratumoral quanto peripancreática, onde as estruturas nervosas são particularmente desenvolvidas [52]

A presença de revestimento perineural é um importante argumento diagnóstico no câncer de pâncreas, particularmente em amostras de biópsia, permitindo o diagnóstico diferencial com pancreatite crônica. Da mesma forma, como é o caso em nosso estudo, a presença de revestimento perineural está significativamente associada à recorrência local (p=0,031) [53].

3.2.5. Estadiamento pTNM:

A extensão do adenocarcinoma ductal ocorre rapidamente para o tecido retroperitoneal, nos canais linfáticos regionais, depois à distância nos canais celíaco e mesentérico superior e finalmente para o fígado por metástase hematogênica [47]. O estadiamento TNM (UICC, 2017) é um importante parâmetro prognóstico que determina o manejo e a sobrevivência. Histologicamente, a classificação T é baseada no tamanho do tumor, independentemente de sua extensão extrapancreática, e o número de linfonodos invadidos determina a categoria N. Em nosso estudo, 95% dos tumores tinham >2cm de tamanho ou estágio pT>pT1, e em 55% dos casos foi encontrado envolvimento de linfonodos. Isto está, no geral, de acordo com dados da literatura através dos quais foi demonstrado que o câncer é facilmente diagnosticado em estágio avançado [47]. De fato, em uma meta-análise recente de 693 casos de câncer de pâncreas e com o objetivo de desenvolver um novo sistema de estadiamento, Liang.Y et al demonstraram que 77,6% dos casos eram estágio pT>pT1 e em metade dos casos foi encontrada invasão dos linfonodos [54].

Neste mesmo contexto, foi claramente demonstrado que o tamanho do tumor está diretamente correlacionado com a sobrevivência [47]. De fato, de acordo com o trabalho publicado por Takashi C et al, a sobrevida foi de 30,6 meses em pacientes cujo tumor era <2cm e de 20,5 meses em pacientes cujo tumor era >=2cm (p<0,001) [55]. Da mesma forma, outros autores demonstraram que o tamanho do tumor estava significativamente mais correlacionado com a sobrevivência do que a extensão extrapancreática. Na verdade, a sobrevivência seria mais prolongada em pacientes com tumor limitado ao pâncreas de tamanho <3 cm do que aqueles com extensão extrapancreática [47].

3.2.6. Qualidade da excisão:

A qualidade da excisão cirúrgica é um fator prognóstico determinante no câncer pancreático ressecável [47]. De fato, foi claramente demonstrado que pacientes com bordas invadidas após ressecção cirúrgica tiveram uma sobrevida média de menos de um ano, o que é semelhante à sobrevida global do câncer de pâncreas não operado [56].

Em nosso estudo, quatro pacientes tiveram margens de excisão microscopicamente invadidas após a cirurgia, particularmente da lâmina retroportal. Entretanto, um exame macroscópico cuidadoso e um protocolo de amostragem codificado são necessários para uma avaliação adequada dos limites cirúrgicos do câncer de pâncreas. Portanto, é altamente recomendável uma colaboração estreita entre cirurgiões e patologistas durante o exame macroscópico de espécimes de ressecção cirúrgica para câncer de pâncreas.

4. Dados epidemiológicos, clínicos e radiológicos do câncer de pâncreas:

4.1. Idade :

Em nosso estudo, a idade média dos pacientes foi de **62+/- 10 anos** e 72% dos nossos pacientes tinham >55 anos. Isso está de acordo com dados da literatura sobre a epidemiologia do câncer de pâncreas. Na verdade, o câncer de pâncreas afeta principalmente pessoas com mais de 55 anos. Em um estudo epidemiológico recente publicado por Hu JX et al em 2021, foi demonstrado que 92,6% dos casos ocorrem após os 55 anos, com pico entre 65 e 75 anos e mediana de 70 anos [1]. Na Tunísia, não temos dados em escala nacional, no entanto, de acordo com dados do registro nacional de câncer do norte da Tunísia publicados em março de 2021, a idade média dos pacientes com câncer de pâncreas é de **61,6 anos** [2], totalmente de acordo com nossos resultados. Outros autores, entretanto, sugerem uma idade mais avançada de diagnóstico e demonstram que, na maioria dos casos, o diagnóstico do câncer de pâncreas é feito entre a sétima e a oitava década [1,2].

4.2. Gênero :

Em nossa série, notamos uma clara predominância masculina com uma proporção homem/mulher de 2,57. Isso está de acordo com a maioria dos trabalhos publicados que relatam uma predileção do câncer de pâncreas no sexo masculino, com proporção sexual variando de 1,1 a 2 [2,3]. Nos Estados Unidos, a incidência de câncer de pâncreas foi estimada em 31.950 em homens e 28.480 em mulheres em 2020, e a taxa de mortalidade é significativamente maior em pacientes do sexo masculino [1]. Na Tunísia, de acordo com esses dados, a incidência foi estimada em 3,8 nos homens e 2,3 nas mulheres [57].

4.3. Hábitos:

Em nosso estudo, 56% dos pacientes eram fumantes, o que é consistente com dados da literatura. De fato, em sua meta-análise, Iodice et al [58] demonstraram uma relação de causa e efeito entre tabagismo e câncer de pâncreas [58]. O risco relativo aumenta em 1,74 com o número de cigarros fumados por dia e a duração da intoxicação pelo tabaco [58,59]. Este risco torna-se zero após 10 anos de retirada [58]. Embora a relação de causa e efeito entre tabagismo e câncer de pâncreas pareça bem estabelecida, o poder cancerígeno do álcool não é claramente compreendido. Em nossa série, 36% dos pacientes eram consumidores de álcool. Entretanto, segundo alguns autores, o risco relativo maior que 1 entre o consumo de álcool e o câncer de pâncreas só existe realmente em grandes consumidores de álcool, definido por uma dose maior que 30 gramas por dia [60]. Da mesma forma, de acordo com alguns estudos, foi relatada uma associação estatisticamente significativa entre o consumo excessivo de álcool (>3 doses/dia) e o câncer de pâncreas. Esta associação não está claramente estabelecida em casos de consumo leve a moderado [61] . Por outro lado, o consumo de álcool é a principal causa de pancreatite crônica, que é um fator de risco estabelecido para câncer de pâncreas [62]. Portanto, é necessário conscientizar os pacientes sobre o papel cancerígeno estabelecido do tabaco e o papel potencial do álcool no câncer de pâncreas.

4.4. Circunstâncias da descoberta:

Está bem estabelecido que o câncer de pâncreas progride de forma silenciosa nos estágios iniciais e os pacientes geralmente são assintomáticos [2,63]. Os sinais funcionais relatados pelos pacientes estão relacionados à invasão de um órgão vizinho ou a metástases à distância [64].

Os principais motivos de consulta em nosso estudo estavam de acordo com os descritos na literatura representados por dor abdominal, icterícia e deterioração do estado geral.

A tabela a seguir resume as porcentagens na literatura.

Tabela VI: Quadro resumo dos principais motivos de consulta na literatura

	Noel e outros [65]	Zhao e outros [66]	Billami e outros [67]	Nossa série
Dor abdominal	78,9	84,3	68,3	96
Icterícia	54,6	69,7	82,3	72
AEG	97,3	74,9	64,9	80
Outros	58,9	65	23,7	44

4.5. Dados de imagem:

Em nossa série, a avaliação radiológica foi realizada por meio de tomografia computadorizada tóraco-abdominopélvica que permitiu localizar o tumor cefálico em 80% dos casos, o que está de acordo com os dados da literatura [68]. De fato, a TC tóraco-abdomino-pélvica é o exame fundamental para o diagnóstico, mas também para o estadiamento locorregional, a fim de avaliar a ressecabilidade do tumor e destacar possíveis metástases hepáticas ou pulmonares ou suspeitar de carcinomatose [66,67]. Da mesma forma, permite a busca de variantes anatômicas, por exemplo, uma artéria hepática direita originada da artéria mesentérica superior ou a presença de um ligamento arqueado. No entanto, é preciso lembrar, antes de tudo, que a ultrassonografia abdominal pode ser realizada como procedimento de primeira linha, principalmente em casos de icterícia; a fim de evidenciar uma possível dilatação dos ductos biliares intra e extra-hepáticos, confirmando assim o caráter retencional da icterícia. Também pode visualizar o tumor em caso de localização cefálica e se o tamanho for > 15 mm [69].

A ressonância magnética hepática é útil no diagnóstico positivo, mas também na busca de metástases hepáticas. Também é útil nos casos em que há contraindicação à realização de uma varredura [67,70].

A ecoendoscopia é muito eficaz na avaliação de tumores com menos de 3 cm de diâmetro, sendo superior ao exame de TC, enquanto que para tumores grandes ocorre o inverso e, sobretudo, permite realizar uma biópsia guiada por ultrassonografia [69].

4.6. Decisão terapêutica:

4.6.1. Cirurgia

A cirurgia é a única alternativa terapêutica potencialmente curativa para o câncer de pâncreas [63]. A taxa de ressecabilidade no câncer de pâncreas é relatada como estando na faixa de 15-30% [65,66]. Em nossa série, 80% dos pacientes foram submetidos à cirurgia, porém em apenas 76% a cirurgia foi curativa.

Os critérios de ressecabilidade dependem essencialmente da extensão locorregional, particularmente vascular. Eles são codificados de acordo com a classificação radiológica da National Comprehensive Cancer Network (NCCN) (**Apêndice 2)** .

Vários autores recomendam em particular uma primeira celioscopia para evitar laparotomias por vezes desnecessárias [71]. Por outro lado, o tipo de intervenção depende da localização do tumor. Em nosso estudo, quinze pacientes foram submetidos à pancreatoduodenectomia (PCD). Na verdade, a DPC é o tratamento curativo básico para tumores de cabeça, que são de longe os mais frequentes [63]. Enquanto quatro pacientes foram submetidos à esplenopancreatectomia esquerda (LSP). De fato, no caso de um tumor corpo-caudal, o tratamento cirúrgico que consiste em SPG é muito menos realizado, uma vez que esses tumores clinicamente silenciosos são, na maioria dos casos, diagnosticados tardiamente, em estágio localmente avançado ou metastático, e não são operáveis [64].

Em nossa série, um paciente foi submetido a uma dupla cirurgia de revascularização do miocárdio para tratar um tumor localmente avançado. Trata-se de uma intervenção paliativa que consiste na realização de uma derivação biliar associada ou não a uma derivação digestiva [4] permitindo assim a alimentação dos doentes e a redução da icterícia. Esta intervenção pode ser substituída pela colocação de prótese biliar ou duodenal por via endoscópica, que permite remover o obstáculo, melhorar a qualidade de vida e o estado nutricional com vista à quimioterapia em indivíduos não operáveis [72].

4.6.2. Quimioterapia

Para a quimioterapia, são utilizados diversos protocolos no câncer de pâncreas que variam de acordo com o objetivo: a quimioterapia de indução foi realizada em 3 pacientes com o objetivo de reduzir o tamanho do tumor inicialmente limítrofe, visando posterior cirurgia ou quimioterapia paliativa para tumores metastáticos. Vários critérios estão envolvidos na escolha do protocolo, notadamente o estadiamento TNM (Apêndice 3), critérios histológicos e condição geral [73].

Quanto à quimioterapia adjuvante, ela é quase sistemática em pacientes operados de adenocarcinoma pancreático, seja qual for o estágio.

4.7. Evolução pós-operatória e prognóstico:

4.7.1. Evolução pós-operatória

A cirurgia pancreática causa morbidade significativa, apesar dos avanços na ressuscitação. Essa morbidade depende do tipo de cirurgia, do estado geral do paciente e do tipo de complicações. Em nossa série, 60% dos pacientes apresentaram complicações pós-operatórias. Esse percentual geralmente se aproxima dos dados relatados na literatura onde a frequência dessas complicações variou de 20% a 52% dependendo dos estudos [74,75].

Em nosso estudo, as complicações inespecíficas foram as mais frequentes, principalmente pneumonia e abscesso de parede observados em 15% dos pacientes, respectivamente. Isso está de acordo com dados da literatura onde a complicação inespecífica mais comumente descrita na literatura é a infecção do sítio cirúrgico, variando de 14 a 35% [76,77].

Por outro lado, complicações específicas da cirurgia pancreática foram observadas em 45% dos casos. Foram predominantemente hemorragia digestiva (25%) e fístula pancreática (20%). Esses resultados são, no geral, consistentes com dados da literatura em que a fístula pancreática constitui a complicação mais frequente da cirurgia pancreática, estimada em uma frequência variável de 5 a 30% e responsável por uma alta taxa de mortalidade [78]. Por outro lado, a hemorragia digestiva observada em 25%

dos casos em nossa série é uma complicação bastante rara estimada em 1 a 8% [79], podendo ser responsável por 38% da mortalidade segundo alguns autores [80]. Nós distinguimos entre hemorragias pós-operatórias precoces que ocorrem nas primeiras 24 horas após a cirurgia e hemorragias pós-operatórias tardias que ocorrem além das primeiras 24 horas após a cirurgia.

4.7.2. Prognóstico

Em nosso estudo, a sobrevida em 18 meses foi de 28%, a recidiva locorregional foi observada em 37% dos casos com atraso médio de 170 dias e a ocorrência de metástases à distância foi observada em 37% dos casos com atraso médio de 140 dias.

De fato, apesar dos progressos no tratamento do câncer pancreático e das novas moléculas de quimioterapia, ele continua sendo hoje um câncer de mau prognóstico, com uma taxa de sobrevida em 5 anos não superior a 20% em pacientes que receberam tratamento curativo [81,82].

A sobrevivência é ainda mais reduzida em pacientes cujo tumor é irresecável, com uma sobrevivência média estimada em 4 meses após o diagnóstico [83].

Recomendações e perspectivas:

- O prognóstico do câncer de pâncreas continua terrível. Portanto, é necessário aumentar o trabalho científico para determinar os fatores histológicos, como a brotamento tumoral, que podem estar envolvidos em sua agressividade, a fim de desenvolver estratégias terapêuticas focadas nesses fatores.
- A correlação entre sobrevivência e brotamento tumoral no câncer de pâncreas foi demonstrada, como é o caso em nosso trabalho, por meio de vários estudos. Entretanto, devido à sua análise demorada, difícil e pouco reprodutível, a BT continua sendo pouco ou nada relatada em relatórios histológicos. A IA poderia facilitar essa análise, no entanto, ainda é uma tecnologia cara que exige uma profunda reestruturação de práticas e prioridades. Neste contexto, o uso do software QUPATH constitui uma alternativa vantajosa para patologistas em países de baixa renda, pois está equipado com inúmeras funcionalidades para análise de imagens digitais usando HE, imuno-histoquímica ou coloração fluorescente. Ele também tem a vantagem de estar aberto à atualização de novas extensões, o que pode expandir consideravelmente o domínio de análise de acordo com as necessidades.

- A digitalização de lâminas microscópicas ou "lâminas virtuais" agora faz parte da análise em anatomia patológica. Além da contribuição educacional e da tele-especialização, oferece suporte para o desenvolvimento de algoritmos de análise de IA . Espera-se que a futura generalização da digitalização de slides e software leve a custos controláveis para todas as instituições.
- O uso de IA artificial na avaliação de fatores prognósticos em anatomia patológica, em particular escores quantificáveis como BT, parece oferecer melhor precisão, reprodutibilidade e velocidade de análise. Entretanto, para decidir definitivamente sobre sua contribuição em comparação à análise morfológica convencional, estudos multicêntricos com abordagem padronizada são necessários. No entanto, no geral, em patologia é mais razoável usar a IA sempre como um complemento à experiência humana do que como um substituto, porque uma avaliação integrada combinando análise automatizada de IA e avaliação por patologistas pode fornecer os melhores resultados.
- O uso de software de IA aplicado à anatomia patológica, no entanto, encontra todo o seu interesse na avaliação de pontuações imuno-histoquímicas em patologia tumoral, como a avaliação do índice de proliferação Ki67, particularmente em tumores neuroendócrinos, e as pontuações RO, RP e HER2 no câncer de mama. De fato, na prática atual, a avaliação dessas pontuações pelo método morfológico é mais frequentemente feita de forma semiquantitativa, sob o microscópio. No entanto, com softwares de IA como o QUPATH, o patologista pode ter uma porcentagem precisa de positividade celular, o que ajuda a melhorar significativamente a estratificação de risco de certos tumores.

CONCLUSÕES

O câncer de pâncreas é raro, mas continua sendo grave, com uma taxa de sobrevida geral de 5 anos, todos os estágios combinados, de cerca de 7% a 8%.

Do ponto de vista anatomopatológico, o câncer de pâncreas é dominado pelo adenocarcinoma ductal, que representa 90% dos tumores malignos. O único tratamento curativo é a ressecção cirúrgica do câncer. Entretanto, uma recorrência é relatada em 70% dos casos dentro de 2 anos.

Portanto, o exame anatomopatológico é de capital importância para determinar os fatores histoprognósticos preditivos da agressividade tumoral, a fim de adequar a conduta terapêutica. Entre esses fatores histológicos, a brotação tumoral se beneficiou como um novo fator histoprognóstico que prevê agressividade, recorrência e metástases em muitos cânceres sólidos, particularmente o câncer de cólon. Entretanto, no câncer de pâncreas, embora a maioria dos estudos tenha demonstrado que a brotação tumoral também seria um fator histoprognóstico independente, esse parâmetro histológico ainda não é relatado sistematicamente em laudos anatomopatológicos.

É neste contexto que se insere o nosso trabalho, cujos objetivos foram calcular o escore BT em adenocarcinomas pancreáticos por inteligência artificial e analisar o seu valor prognóstico por correlação com parâmetros clínicos e histológicos, sobrevida global e sobrevida livre de eventos.

Este foi um estudo descritivo e transversal de casos de adenocarcinoma primário do pâncreas, coletados dos departamentos de anatomia patológica e citologia do hospital das Forças de Segurança Interna em La Marsa e do hospital Charles Nicolle durante um período de 14 anos, ou seja, entre 2008-2022. Coletamos dados clínicos, anatomopatológicos e evolutivos. O BT foi avaliado por duas abordagens: uma abordagem morfológica que serviu como referência básica e uma abordagem no software QUPATH AI. A análise morfológica foi realizada em lâminas coradas com HE de acordo com as recomendações estabelecidas na conferência de consenso internacional BT de 2016 para câncer de cólon. A abordagem digitalizada foi realizada após integração de imagens de cortes HE usando o software de inteligência artificial aplicado à anatomia patológica QUPATH.

Vinte e cinco pacientes foram incluídos em nosso estudo. A média de idade foi de 62 ± 10 anos, com predomínio do sexo masculino (72%). O tabagismo foi o fator de risco predominante (56%). Os sinais clínicos mais comuns foram deterioração do estado geral (96%), dor abdominal (80%) e icterícia (72%). No nível anatomopatológico, o subtipo histológico predominante foi o carcinoma ductal convencional (85%), a bainha perineural esteve presente em 80% dos casos e êmbolos vasculares foram relatados em 55% dos casos.

Em nosso estudo, a BT estava presente em 100% dos casos pela análise morfológica e em 80% dos casos pela análise no software QUPATH. Esses resultados, assim como os da literatura, sugerem que a brotação tumoral é um parâmetro histológico relativamente frequente ou mesmo constante no câncer de pâncreas. Isso poderia explicar por um lado sua agressividade e por outro lado poderia ter um grande valor diagnóstico de câncer de pâncreas em amostras de biópsia.

Através do nosso estudo, foi encontrado um BT elevado em 56% dos casos pelo método morfológico; foram 48% pelo software QUPATH. Da mesma forma, o uso de análise semiautomatizada no QUPATH reduziu pela metade o número de casos da Categoria BUD3. Esses dados sugerem uma redução de falsos positivos pelo uso de análise semiautomatizada.

Assim, essa abordagem utilizando o software QUPATH parece ser mais precisa, objetiva, reprodutível e tem a vantagem de permitir a reavaliação do BT a qualquer momento por outros patologistas. Entretanto, no contexto do nosso estudo, deve-se lembrar que a qualidade das imagens digitalizadas é um requisito essencial para a confiabilidade dos resultados da análise de BT por inteligência artificial.

No geral, a diferença observada na avaliação da brotação tumoral entre a abordagem morfológica e a abordagem do software QUPATH não foi estatisticamente significativa ($p=0{,}589$). Portanto, este software pode ser uma alternativa interessante, rápida, precisa e de livre acesso para patologistas. Isso contribuiria, por um lado, para iniciar a inteligência artificial aplicada à anatomia patológica, particularmente em nosso país, e, por outro lado, para facilitar a avaliação de critérios histológicos quantificáveis, como a brotamento tumoral no câncer de cólon e pâncreas, mas também escores imuno-histoquímicos prognósticos, como o índice de proliferação Ki67 e os receptores hormonais em outros tipos de câncer.

No entanto, no geral, a inteligência artificial aplicada à anatomia patológica é certamente vantajosa, precisa, objetiva e reprodutível; No entanto, é essencial sempre utilizá-lo em adição à perícia morfológica humana, que, no entanto, constitui uma base de referência confiável.

A análise do valor prognóstico da brotamento tumoral em nosso estudo mostrou uma associação estatisticamente significativa entre alto escore BT e idade avançada (p=0,03). Da mesma forma, alto grau histológico e alto BT afetaram significativamente a sobrevida global (p=0,044, p=0,038). Esses resultados, assim como aqueles na literatura, fornecem evidências adicionais em favor do baixo valor prognóstico do brotamento tumoral no câncer de pâncreas. Portanto, é necessário começar a integrá-lo ao estudo anatomopatológico desde já para melhor estratificação de risco em pacientes com câncer de pâncreas visando uma estratégia terapêutica mais agressiva. Neste contexto, do ponto de vista terapêutico, se a presença de alta brotamento tumoral constitui indicação de quimioterapia adjuvante no câncer de cólon estágio II, este critério histológico parece, segundo as recomendações atuais, ter pouco impacto na decisão de quimioterapia adjuvante no câncer de pâncreas. Entretanto, teria valor preditivo de resposta à imunoterapia, que atualmente constitui uma terapia promissora no câncer de pâncreas.

Em vista desses resultados que reforçam o valor prognóstico negativo e o potencial valor preditivo terapêutico da brotamento tumoral, é necessário aumentar o trabalho científico sobre o assunto, em particular para desenvolver recomendações precisas para a quantificação do BT, primeiro morfologicamente e depois em software de inteligência artificial, a fim de integrá-lo à prática atual para uma melhor categorização prognóstica de pacientes com câncer de pâncreas.

REFERÊNCIAS

1. Português Hu JX, Zhao CF, Chen WB, Liu QC, Li QW, Lin YY, e outros. Câncer de pâncreas: uma revisão de epidemiologia, tendências e fatores de risco. Revista Brasileira de Gastroenterologia. Julho de 2021;27(27):4298-321.
2. Neuzillet C, Gaujoux S, Williet N, Bachet JB, Bauguion L, Colson Durand L, e outros. Câncer de pâncreas: diretrizes clínicas francesas para diagnóstico, tratamento e acompanhamento (SNFGE, FFCD, GERCOR, UNICANCER, SFCD, SFED, SFRO, ACHBT, AFC). Desenterre a doença hepática. Dezembro de 2018;50(12):1257-71.
3. Drouillard A, Manfredi S, Lepage C, Bouvier AM. Epidemiologia do câncer de pâncreas. Câncer de Touro. Janeiro de 2018;105(1):63-9.
4. Masiak Segit W, Rawicz Pruszyński K, Skórzewska M, Polkowski WP. Tratamento cirúrgico do câncer de pâncreas. Pol Przegl Sur. Abr 2018;90(2):45-53.
5. Petrova E, Zielinski V, Bolm L, Schreiber C, Knief J, Thorns C, et al. Brotamento tumoral como fator prognóstico no adenocarcinoma ductal pancreático. Arco de Virchows. Abr 2020;476(4):561-8.
6. Karamitopoulou E, Zlobec I, Born D, Kondi Pafiti A, Lykoudis P, Mellou A, et al. A brotação tumoral é um fator prognóstico forte e independente no câncer de pâncreas. Eur J Câncer. Março de 2013;49(5):1032-9.
7. Chouat E, Zehani A, Chelly I, Njima M, Maghrebi H, Bani MA, et al. A brotação tumoral é um fator prognóstico ligado à transição epitélio-mesenquimal no adenocarcinoma ductal pancreático. Relatório de estudo e revisão de literatura. Pancreatologia. Janeiro de 2018;18(1):79-84.
8. Karamitopoulou E. Células de brotamento tumoral, células-tronco cancerígenas e células de transição epitelial-mesenquimal no câncer de pâncreas. Frente Oncol. Janeiro de 2013;2:209.
9. Hase K, Shatney C, Johnson D, Trollope M, Vierra M. Valor prognóstico do "brotamento" tumoral em pacientes com câncer colorretal. Diga cólon reto. Julho de 1993;36(7):627-35.
10. Parque SY, Choe G, Lee HS, Jung SY, Parque JG, Kim WH. Brotamento tumoral como indicador de células tumorais isoladas em linfonodos de pacientes com câncer colorretal com linfonodos negativos. Diga cólon reto. Fevereiro de 2005;48(2):292-302.
11. Lugli A, Kirsch R, Ajioka Y, Bosman F, Cathomas G, Dawson H, e outros. Recomendações para relatar brotamento tumoral em câncer colorretal com base na conferência internacional de consenso sobre brotamento tumoral (ITBCC) de 2016. Mod Pathol. Setembro de 2017;30(9):1299-311.

12. QuPath [Internet]. [acessado em 15 de junho de 2023]. Disponível em URL: https://qupath.github.io/.
13. Budau KL, Sigel CS, Bergmann L, Lüchtenborg AM, Wellner U, Schilling O, et al. Impacto prognóstico da brotamento tumoral no carcinoma colangiocelular intra-hepático. J Câncer. Maio de 2022;13(8):2457-71.
14. Crane CH, Varadhachary GR, Wolff RA, Fleming JB. Desafios no estudo da quimiorradiação adjuvante após pancreatoduodenectomia. Ann Surg Oncol. Abr 2010;17(4):950-2.
15. Thiery JP, Sleeman JP Redes complexas orquestram transições epiteliais-mesenquimais. Nat Rev Mol Biologia Celular. Fevereiro de 2006;7(2):131-42.
16. Léger A. Análise de inteligência artificial de brotamento tumoral e aglomerados pouco diferenciados como novos fatores histoprognósticos em câncer colorretal não metastático: revisão de literatura em 2021 [tese: medicina]. Caen: Universidade de Caen Normandia; 2021.
17. Português Wang LM, Kevans D, Mulcahy H, O'Sullivan J, Fennelly D, Hyland J, e outros. A brotação tumoral é um marcador prognóstico forte e reprodutível no câncer colorretal T3N0. Sou J Surg Pathol. Janeiro de 2009;33(1):134-41.
18. Karamitopoulou E, Zlobec I, Kölzer V, Kondi Pafiti A, Patsouris ES, Gennatas K, et al. Proposta para um método de pontuação de 10 campos de alta potência para avaliação do brotamento tumoral no câncer colorretal. Modificação Patológica. Fevereiro de 2013;26(2):295-301.
19. Português Ishikawa Y, Akishima Fukasawa Y, Ito K, Akasaka Y, Yokoo T, Ishii T, e outros. Determinantes histopatológicos da metástase dos linfonodos regionais no câncer colorretal inicial. Câncer. Fevereiro de 2008;112(4):924-33.
20. Nakamura T, Mitomi H, Kikuchi S, Ohtani Y, Sato K. Avaliação da utilidade da brotação tumoral na previsão de metástase para o pulmão e fígado após excisão curativa de câncer colorretal. Hepato-gastroenterologia. Setembro de 2005;52(65):1432-5.
21. Ueno H, Mochizuki H, Hashiguchi Y, Hatsuse K, Fujimoto H, Hase K. Preditores de recorrência extra-hepática após ressecção de metástases hepáticas colorretais. Br J Surg. Fevereiro de 2004;91(3):327-33. Noel M, Fiscella K. Disparidades no tratamento e resultados do câncer de pâncreas. Equidade em saúde. Outubro de 2019;3(1):532-40.
22. Horcic M, Koelzer VH, Karamitopoulou E, Terracciano L, Puppa G, Zlobec I, et al. A pontuação de brotamento tumoral baseada em 10 campos de alta potência é uma base promissora para um sistema de pontuação prognóstica padronizado no câncer

colorretal em estágio II. Hum Patol. Maio de 2013;44(5):697-705. Billami W. Câncer de pâncreas [tese: medicina]. Tlemcen: Universidade Abou Bekr Belkaid; 2015.

23. Sadozai H, Acharjee A, Gruber T, Gloor B, Karamitopoulou E. Cânceres de pâncreas com brotamento tumoral de alto grau exibem características de imunidade antitumoral diminuída. Cânceres. Março de 2021;13(5):1090.
24. Hacking S, Nasim R, Lee L, Vitkovski T, Thomas R, Shaffer E, et al. Imagem de lâmina inteira e carcinoma colorretal: um estudo de validação para brotamento tumoral e diferenciação estromal. Patologia Res Pract. Novembro de 2020;216(11):153233.
25. Português Jepsen RK, Klarskov LL, Lippert MF, Novotny GW, Hansen TP, Christensen IJ, e outros. Análise de imagem digital de lâminas tumorais coradas com pan-citoqueratina para avaliação da brotação tumoral no câncer colorretal pT1/pT2: resultados de um estudo de viabilidade. Patologia Res Pract. Setembro de 2018;214(9):1273-81.
26. Weis CA, Kather JN, Melchers S, Al Ahmdi H, Pollheimer MJ, Langner C, e outros. Avaliação automática da brotação tumoral em carcinomas colorretais imuno-histoquimicamente corados e correlação com o resultado clínico. Diagnóstico Patológico. Agosto de 2018;13(1):64.
27. Português Fauzi MA, Chen W, Knight D, Hampel H, Frankel WL, Gurcan MN. Sistema de detecção de brotamento tumoral em imagens de patologia de lâminas inteiras. J Med Sistemas. Dezembro de 2019;44(2):38.
28. Zhou T, Man Q, Li X, Xie Y, Hou X, Wang H, e outros. Análise abrangente baseada em inteligência artificial do perfil de brotamento tumoral do sistema imunológico para prever a sobrevivência de pacientes com adenocarcinoma pancreático. Câncer Biol Med. Março de 2023;20(3):196-217.
29. Bergler M, Benz M, Rauber D, Hartmann D, Kötter M, Eckstein M, e outros. Detecção automática de brotos tumorais em cortes de câncer colorretal corados com pan-citoqueratina por meio de uma abordagem de análise de imagem híbrida. Em: Reyes Aldasoro CC, Janowczyk A, Veta M, Bankhead P, Sirinukunwattana K, eds. Patologia digital. Cham: Springer; 2019. pág. 83-90.
30. Caie PD, Turnbull AK, Farrington SM, Oniscu A, Harrison DJ. Quantificação da brotação tumoral, densidade de vasos linfáticos e invasão por meio de análise de imagem no câncer colorretal. J Transl Med. Junho de 2014;12:156.
31. Pallua JD, Brunner A, Zelger B, Schirmer M, Haybaeck J. O futuro da patologia é digital. Patologia Res Pract. Setembro de 2020;216(9):153040.

32. Português Bankhead P, Loughrey MB, Fernández JA, Dombrowski Y, McArt DG, Dunne PD, et al. QuPath: software de código aberto para análise de imagens de patologia digital. Rep. Científica. Dezembro de 2017;7(1):16878.
33. Tanaka M, Yamauchi N, Ushiku T, Shibahara J, Hayashi A, Misumi K, e outros. Brotamento tumoral em colangiocarcinoma intra-hepático: um preditor de resultados pós-cirúrgicos. Sou J Surg Pathol. Setembro de 2019;43(9):1180-90.
34. O'Connor K, Li Chang HH, Kalloger SE, Peixoto RD, Webber DL, Owen DA, et al. A brotação tumoral é um fator prognóstico adverso independente no adenocarcinoma ductal pancreático. Sou J Surg Pathol. Abr 2015;39(4):472-8.
35. Lohneis P, Sinn M, Klein F, Bischoff S, Striefler JK, Wislocka L, e outros. Os brotos tumorais determinam o prognóstico no adenocarcinoma ductal pancreático ressecado. Br J Câncer. Maio de 2018;118(11):1485-91.
36. Jiang H, Yang Y, Qian Y, Shao C, Lu J, Bian Y, e outros. O escore de brotamento tumoral é um fator prognóstico forte e independente em pacientes com adenocarcinoma ductal pancreático: uma avaliação de imagens patológicas de lâminas inteiras de grandes seções. Frente Oncol. Novembro de 2021;11:740212.
37. Lawlor RT, Veronese N, Nottegar A, Malleo G, Smith L, Demurtas J, et al. Papel prognóstico da brotamento tumoral de alto grau no adenocarcinoma ductal pancreático: uma revisão sistemática e meta-análise com foco na transição epitelial para mesenquimal. Cânceres. 19 de janeiro de 2019;11(1):113.
38. Chen S, Zhang N, Jiang L, Gao F, Shao J, Wang T, e outros. Uso clínico de uma assinatura de imagem histopatológica de aprendizado de máquina no diagnóstico e previsão de sobrevida do carcinoma de células renais de células claras. Int J Câncer. Fevereiro de 2021;148(3):780-90.
39. Tabata K, Mori I, Sasaki T, Itoh T, Shiraishi T, Yoshimi N, e outros. Imagem de lâmina inteira no diagnóstico patológico primário: validação do diagnóstico patológico primário baseado em imagem de lâmina inteira em doze institutos acadêmicos japoneses. Patologia Int. Novembro de 2017;67(11):547-54.
40. Português Loughrey MB, Kelly PJ, Houghton OP, Coleman HG, Houghton JP, Carson A, e outros. Visualização de slides digitais para relatórios primários em patologia gastrointestinal: um estudo de validação. Arco de Virchows. Agosto de 2015;467(2):137-44.
41. ESMO 2021 - Um novo fator prognóstico independente no câncer de cólon em estágio III: brotamento tumoral [Internet]. 2021 [acessado em 15 de setembro de 2023].

Disponível na URL: https://www.aphp.fr/contenu/esmo-2021-un-nouveau-facteur-pronostique-independant-dans-les-cancers-coliques-de-stage-iii.

42. Zlobec I, Berger MD, Lugli A. Brotamento tumoral e suas implicações clínicas em cânceres gastrointestinais. Br J Câncer. Setembro de 2020;123(5):700-8.
43. Neoptolemos JP, Palmer DH, Ghaneh P, Psarelli EE, Valle JW, Halloran CM, et al. Comparação de gemcitabina e capecitabina adjuvantes com monoterapia com gemcitabina em pacientes com câncer de pâncreas ressecado (ESPAC-4): um estudo multicêntrico, aberto, randomizado, de fase 3. Lanceta. 11 de março de 2017;389(10073):1011-24.
44. Lohneis P, Sinn M, Klein F, Bischoff S, Striefler JK, Wislocka L, e outros. Os brotos tumorais determinam o prognóstico no adenocarcinoma ductal pancreático ressecado. Br J Câncer. 29 de maio de 2018;118(11):1485-91.
45. Terry S, Savagner P, Ortiz-Cuaran S, Mahjoubi L, Saintigny P, Thiery JP, e outros. Novos insights sobre o papel da EMT na fuga imune do tumor. Mol Oncol. Julho de 2017;11(7):824-46.
46. Sadozai H, Acharjee A, Gruber T, Gloor B, Karamitopoulou E. Cânceres pancreáticos com brotamento tumoral de alto grau apresentam características de imunidade antitumoral diminuída. Cânceres. 4 de março de 2021;13(5):1090.
47. De Oliveira ML, Winter JM, Schafer M, Cunningham SC, Cameron JL, Yeo CJ, et al. Avaliação de complicações após cirurgia pancreática: um novo sistema de classificação aplicado a 633 pacientes submetidos à pancreatoduodenectomia. Cirurgia de Ana. Dezembro de 2006;244(6):931-7.
48. Sohn TA, Yeo CJ, Cameron JL, Koniaris L, Kaushal S, Abrams RA, e outros. Adenocarcinoma de pâncreas ressecado - 616 pacientes: resultados, desfechos e indicadores prognósticos. J Gastrointest Surg. Novembro de 2000;4(6):567-79.
49. Pannegeon V, Pessaux P, Sauvanet A, Vullierme MP, Kianmanesh R, Belghiti J. Fístula pancreática após pancreatectomia distal: fatores de risco preditivos e valor do tratamento conservador. Cirurgia do Arco. Novembro de 2006;141(11):1071-6.
50. Petermann D, Ksontini R, Halkic N, Demartines N. Pancreatoidonomectomia cefálica: indicações, resultados e tratamento de complicações. Rev Med Suisse. Junho de 2008;163(25):1563-6.
51. Kimura W. Anatomia cirúrgica do pâncreas para ressecção limitada. J Cirurgia Hepatobiliar Pancreática. Maio de 2000;7(5):473-9.

52. Ahmad NA, Lewis JD, Ginsberg GG, Haller DG, Morris JB, Williams NN, e outros. Sobrevida a longo prazo após ressecção pancreática para adenocarcinoma pancreático. Sou J Gastroenterol. Setembro de 2001;96(9):2609-15.
53. Ferrone CR, Brennan MF, Gonen M, Coit DG, Fong Y, Chung S, et al. Adenocarcinoma pancreático: os sobreviventes reais de 5 anos. J Gastrointest Surg. Abr 2008;12(4):701-6.
54. Fouquet T. Fatores de risco para recorrência precoce após adenocarcinoma ductal da cabeça do pâncreas após pancreatectomia cefálica. Cerca de 166 pacientes [tese: medicina]. Nancy. Universidade Henri Poincaré; 2011.
55. Nagtegaal ID, Odze RD, Klimstra D, Paradis V, Rugge M, Schirmacher P, et al. Classificação de tumores do sistema digestivo da OMS de 2019. Histopatologia. Janeiro de 2020;76(2):182-8.

56. Schlitter AM, Segler A, Steiger K, Michalski CW, Jäger C, Konukiewitz B, e outros. Análise molecular, morfológica e de sobrevida de 177 adenocarcinomas ductais pancreáticos ressecados (ADPs): identificação de subtipos prognósticos. Rep. Científica. Fevereiro de 2017;7:41064.
57. Haeberle L, Esposito I. Patologia do câncer pancreático. Transl Gastroenterol Hepatol. Junho de 2019;4:50.
58. Esposito I, Penzel R, Chaib Harrireche M, Barcena U, Bergmann F, Riedl S, et al. Expressão de tenascina C e anexina II no processo de carcinogênese pancreática. J Patol. Abr 2006;208(5):673-85.
59. Liang D, Shi S, Xu J, Zhang B, Qin Y, Ji S, e outros. Novos insights sobre a invasão perineural do câncer de pâncreas: mais do que dor. Biochim Biophys Acta. Abr 2016;1865(2):111-22.
60. Versteijne E, Suker M, Groothuis K, Akkermans Vogelaar JM, Besselink MG, Bonsing BA, et al. Quimiorradioterapia pré-operatória versus cirurgia imediata para câncer de pâncreas ressecável e limítrofe ressecável: resultados do estudo holandês randomizado de fase III PREOPANC. J Clin Oncol. Junho de 2020;38(16):1763-73.
61. Chatterjee D, Katz MH, Rashid A, Wang H, Iuga AC, Varadhachary GR, e outros. Invasão perineural e intraneural em espécimes de pancreatoduodenectomia pós-terapia prevê mau prognóstico em pacientes com adenocarcinoma ductal pancreático. Sou J Surg Pathol. Março de 2012;36(3):409-17.

62. Liang D, Shi S, Xu J, Zhang B, Qin Y, Ji S, e outros. Novos insights sobre a invasão perineural do câncer de pâncreas: mais do que dor. Biochim Biophys Acta. Abr 2016;1865(2):111-22.

63. Takahashi C, Shridhar R, Huston J, Meredith K. Correlação do tamanho do tumor e sobrevivência no câncer de pâncreas. J Gastrointest Oncol. Outubro de 2018;9(5):910-21.

64. Português Gnerlich JL, Luka SR, Deshpande AD, Dubray BJ, Weir JS, Carpenter DH, e outros. Margens microscópicas e padrões de falha do tratamento em adenocarcinoma pancreático ressecado. Cirurgia do Arco. Agosto de 2012;147(8):753-60.

65. Ministério da Saúde. Dados do registro de câncer de 2010-2014. [On-line]. Mar 2021 [Acessado em 24 Out 2023]; [157 páginas]. Disponível na URL: https://www.institutsalahazaiez.com/medias/bulletin%202010_2014_final%20(1).pdf

66. Iodice S, Gandini S, Maisonneuve P, Lowenfels AB. Tabaco e o risco de câncer de pâncreas: uma revisão e meta-análise. Cirurgia do arco de Langenbeck. Julho de 2008;393(4):535-45.

67. Bosetti C, Lucenteforte E, Silverman DT, Petersen G, Bracci PM, Ji BT, et al. Tabagismo e câncer de pâncreas: uma análise do consórcio internacional de casos e controles de câncer de pâncreas (Panc4). Ana Oncol. Julho de 2012;23(7):1880-8.

68. Tramacere I, Scotti L, Jenab M, Bagnardi V, Bellocco R, Rota M, et al. Consumo de álcool e risco de câncer de pâncreas: uma meta-análise da relação dose-risco. Int J Câncer. Março de 2010;126(6):1474-86.

69. Rawla P, Sunkara T, Gaduputi V. Epidemiologia do câncer de pâncreas: tendências globais, etiologia e fatores de risco. Mundo J Oncol. Fevereiro de 2019;10(1):10-27.

70. Le Cosquer G, Maulat C, Bournet B, Cordelier P, Buscail E, Buscail L. Câncer de pâncreas na pancreatite crônica: patogênese e abordagem diagnóstica. Cânceres. Janeiro de 2023;15(3):761.

71. Tchuisse Noukoua C, Duran U, Mutijima E, Noumessi PM, Nchimi A. Cânceres do pâncreas exócrino. EMC – Hepatologia 2020;35(4):1-14 [Artigo 7-106-A-12]

72. Wood LD, Canto MI, Jaffee EM, Simeone DM. Câncer de pâncreas: patogênese, rastreamento, diagnóstico e tratamento. Gastroenterologia. Agosto de 2022;163(2):386-402.

73. Noel M, Fiscella K. Disparidades no tratamento e resultados do câncer de pâncreas. Equidade em saúde. Outubro de 2019;3(1):532-40.

74. Zhao Z, Liu W. Câncer de pâncreas: uma revisão de fatores de risco, diagnóstico e tratamento. Tratamento de câncer tecnológico. Janeiro de 2020;19:1533033820962117.
75. Billami W. Câncer de pâncreas [tese: medicina]. Tlemcen: Universidade Abou Bekr Belkaid; 2015.
76. Perik TH, Van Genugten EJ, Aarntzen EG, Smit EJ, Huisman HJ, Hermans JJ. Imagem quantitativa de perfusão por TC em pacientes com câncer de pâncreas: uma revisão sistemática. Radiologia abdominal. Setembro de 2022;47(9):3101-17.
77. Yang J, Xu R, Wang C, Qiu J, Ren B, You L. Estratégias de diagnóstico e triagem precoce do câncer de pâncreas: uma revisão abrangente. Câncer comum. Dezembro de 2021;41(12):1257-74.
78. Isaji S, Mizuno S, Windsor JA, Bassi C, Fernández Del Castillo C, Hackert T, et al. Consenso internacional sobre definição e critérios de adenocarcinoma ductal pancreático ressecável limítrofe 2017. Pancreatologia. Janeiro de 2018;18(1):2-11.
79. Yin T, Qin T, Wei K, Shen M, Zhang Z, Wen J, e outros. Comparação de segurança e eficácia entre pancreatoduodenectomia laparoscópica e aberta: uma revisão sistemática e meta-análise. Cirurgia Int J. Setembro de 2022;105:106799.
80. Van Der Gaag NA, Rauws EJ, Van Eijck CJ, Bruno MJ, Van Der Harst E, Kubben FM, et al. Drenagem biliar pré-operatória para câncer da cabeça do pâncreas. N Inglês J Med. Janeiro de 2010;362(2):129-37.
81. Okusaka T, Furuse J. Avanços recentes em quimioterapia para câncer de pâncreas: evidências do Japão e recomendações em diretrizes. J Gastroenterol. Abr 2020;55(4):369-82.
82. Dusch N, Lietzmann A, Barthels F, Niedergethmann M, Rückert F, Wilhelm TJ. Grupo de estudo internacional de definições de cirurgia pancreática para complicações pós-pancreatectomia: aplicabilidade em um centro de alto volume. Cirurgia Scand J. Setembro de 2017;106(3):216-23.
83. Birkmeyer JD, Stukel TA, Siewers AE, Goodney PP, Wennberg DE, Lucas FL. Volume de cirurgiões e mortalidade operatória nos Estados Unidos. N Inglês J Med. Novembro de 2003;349(22):2117-27 .

ANEXOS

Anexo 1: Classificação da OMS de carcinomas pancreáticos 2019 (40)

Adenocarcinoma ductal não especificado

Carcinoma colóide

Carcinoma mal coesivo

Carcinoma de células em anel de sinete

Carcinoma medular não especificado

Carcinoma adenoescamoso

Carcinoma hepatoide

Carcinoma de grandes células com fenótipo rabdóide

Carcinoma indiferenciado, não especificado

Carcinoma indiferenciado com células gigantes semelhantes a osteoclastos

Carcinoma de células acinares

Cistoadenocarcinoma de células acinares

Carcinoma acinoneuroendócrino misto

Carcinoma misto acinar-endócrino-ductal

Carcinoma acinar-ductal misto

Pancreatoblastoma

Neoplasia pseudopapilar sólida do pâncreas

Neoplasia pseudopapilar sólida com carcinoma de alto grau

Apêndice 2: Critérios de ressecabilidade da National Comprehensive Cancer Network (NCCN) (11)

	Tumor ressecável	Tumor Borderline	Tumor irressecável
Veia porta Veia mesentérica superior	Preservação da interface gordurosa	Contato, deformação ou oclusão com conformação anatômica permitindo a consideração de reconstrução vascular	Contato, deformação ou oclusão sem possível reconstrução vascular
Artéria mesentérica superior	Preservação da interface gordurosa	Contato do tumor a menos de 180° da circunferência	Contato do tumor maior que 180° da circunferência
Artéria gastroduodenal Artéria hepática	Preservação da interface gordurosa	Envolvimento até a artéria hepática em um segmento curto sem extensão para o tronco celíaco	Envolvimento de longo prazo ou extensão ao tronco celíaco
Tronco celíaco Aorta Veia cava inferior	Preservação da interface gordurosa	Preservação da interface gordurosa	Dano vascular
Outros			Metástases de adenopatias N2

Apêndice 3: Classificação AJCC TNM em sua 8ª edição de 2017

T1: Tamanho menor ou igual a 2 cm

T1a: Tamanho menor ou igual a 0,5 cm

T1b: Tamanho estritamente maior que 0,5 cm e estritamente menor que 1 cm

T1c: Tamanho maior ou igual a 1 cm e menor ou igual a 2 cm

T2: Tamanho estritamente maior que 2 cm e menor ou igual a 4 cm
T3: Tamanho estritamente maior que 4 cm N0: nenhum linfonodo afetado N1: 1 a 3 linfonodos afetados

N2: 4 ou mais linfonodos afetados

M0: Sem metástases

M1: Presença de metástases

INTERESSE DO ESTUDO DA BROTAÇÃO TUMORAL NO ADENOCARCINOMA PRIMITIVO DO PÂNCREAS: ANÁLISE EM IMAGENS DIGITAIS

Resumo

Introdução:

A brotamento tumoral (TB) foi identificada como um novo fator prognóstico em muitos tipos de câncer, particularmente no câncer de pâncreas. Os objetivos do nosso trabalho foram calcular o escore BT por inteligência artificial e analisar seu valor prognóstico por correlação com parâmetros clínicos, histológicos, sobrevida global e sobrevida livre de eventos.

Métodos:

Este foi um estudo descritivo, transversal e bicêntrico de casos de adenocarcinoma pancreático de 2008 a 2022. Avaliamos o BT por dois métodos: morfológico e no software QUPATH. Foram identificados dois grupos: baixo (BUD1) e alto (BUD2, BUD3). Comparamos os resultados dos dois métodos de análise e determinamos a associação da BT com fatores clínicos, histológicos, de sobrevida global e de sobrevida livre de eventos.

Resultados:

Vinte e cinco casos foram incluídos no estudo. A idade média dos pacientes foi de 62 ± 10 anos, com predominância do sexo masculino em 72%. BT estava presente em 100% dos casos pela análise morfológica e em 80% dos casos usando a abordagem digitalizada no QUPATH. Um alto escore BT foi encontrado em 56% dos casos pelo método morfológico; foram 48% pelo software QUPATH. BT foi categoria BUD3 em 36% pelo método morfológico versus 12% pela análise semiautomatizada. A análise comparativa dos dois métodos não revelou diferença estatisticamente significativa (p=0,589). Além disso, foi observada associação estatisticamente significativa entre uma pontuação alta no BT e idade avançada (p=0,03). Nenhuma associação significativa foi encontrada com outros parâmetros clínicos. Em relação ao estudo de sobrevida, a BT alta teve um impacto notável na sobrevida global com uma diferença estatisticamente significativa (p=0,038).

Conclusão:

BT é um fator prognóstico adicional no câncer de pâncreas. O software QUPATH pode ser uma ferramenta promissora e acessível para patologistas avaliarem a TB e integrá-la em seus relatórios de patologia.

Palavras-chave: Carcinoma, Pâncreas, Brotamento tumoral, Prognóstico, Inteligência artificial

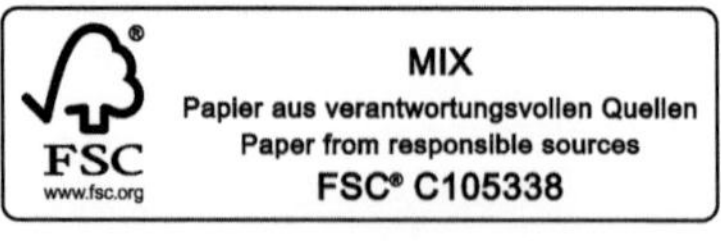

Printed by Books on Demand GmbH, Norderstedt / Germany